FORMULAIRE

OBSTÉTRICAL

25385. — Paris. Imprimerie LAHURE, rue de Fleurus, 9.

FORMULAIRE

OBSTÉTRICAL

ILLUSTRÉ

PAR

LE Dr A. AUVARD

Accoucheur des hôpitaux

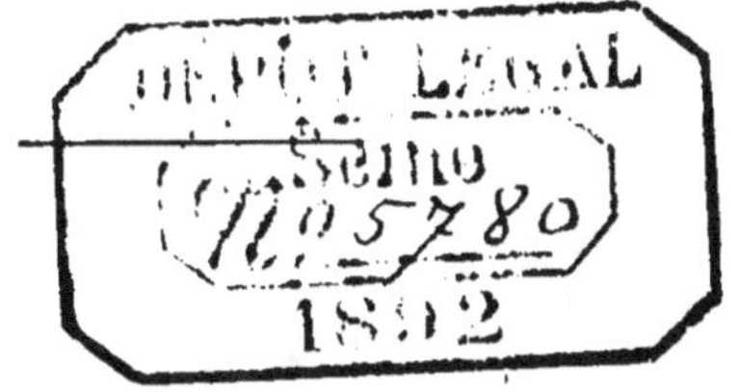

PARIS

RUEFF ET Cie, ÉDITEURS

106, BOULEVARD SAINT-GERMAIN, 106

—

INTRODUCTION

—

Prendre un cas obstétrical nettement défini, le préciser par une figure, l'expliquer dans le texte pour en montrer les détails et le diagnostic, puis, ce cas étant en quelque sorte devenu vivant, transformé en malade, formuler son traitement, tel a été le but que je me suis proposé dans ce livre.

C'est en quelque sorte cent cas obstétricaux, que j'ai pris parmi ceux qui se rencontrent le plus fréquemment dans la pratique courante, et, à propos de chacun d'eux, j'ai montré le traitement qu'il convient d'appliquer.

L'ouvrage actuel est tout à fait différent d'un traité d'obstétrique, dans lequel toute la science des accouchements doit être complètement exposée, et où il faut étudier successivement la grossesse, l'accouchement, le postpartum, l'allaitement, l'hygiène du nouveau-né, la pathologie puerpérale et les opérations obstétricales ; ici, j'ai pris une série de cas bien déterminés, bien isolés, et pour chacun d'eux j'ai exposé la conduite à suivre.

Un traité d'obstétrique est une œuvre synthétique, qui doit faire connaître tout ce qui a trait à la science obstétricale ; cet ouvrage, auquel j'ai donné le nom de Formulaire est au contraire analytique et ne prend qu'une série de cas pathologiques pour en aborder la thérapeutique.

Celui qui voudrait commencer l'étude de l'obstétrique par le livre actuel serait mal inspiré ; il doit d'abord l'apprendre dans un traité ; après cette étude seulement, ce formulaire pourra préciser, à propos d'une série de cas, les connaissances que le médecin aura antérieurement acquises.

Le traité l'aura initié à l'obstétrique, le formulaire le mettra en présence de faits cliniques obstétricaux, pour l'aider à la solution des problèmes thérapeutiques, qui surgissent à l'égard de chaque cas.

Peut-être critiquera-t-on le titre de Formulaire que j'ai choisi pour cette publication, car dans le langage actuel, on entend plutôt sous cette dénomination un recueil de formules médicamenteuses ; j'en ai cherché un meilleur sans le trouver, et je l'ai adopté en pensant qu'il n'était pas illogique d'appeler Formulaire un livre où on formule une série de traitements.

Paris, octobre 1892.

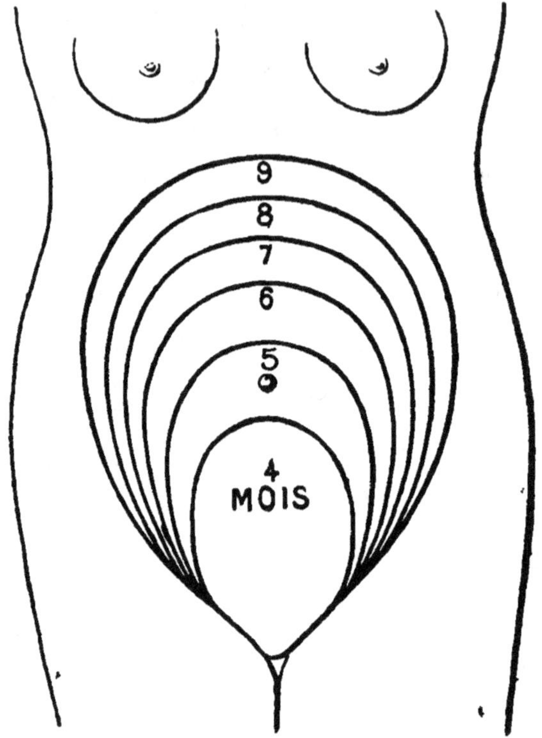

HYGIÈNE DE LA GROSSESSE

Les prescriptions générales de l'hygiène doivent être suivies avec plus de rigueur pendant la grossesse qu'à toute autre période de la vie, car la fatigue imposée à l'organisme féminin par le développement du nouvel être devient nuisible sans ces précautions.

Il est en outre quelques préceptes d'hygiène spéciale qu'il est nécessaire de spécifier.

Système génital. — Les rapports sexuels pourront être continués avec modération, quand la grossesse est tout à fait normale, mais si l'utérus est irritable, s'il y a tendance à l'avortement, le repos génital complet est indispensable ; mari et femme devront alors faire lit à part et éviter tout contact génital.

Pendant la grossesse, la femme peut sans inconvénient continuer les toilettes vulvaires, les grands bains une à deux fois par semaine, ne dépassant pas dix minutes afin qu'ils ne deviennent pas débilitants, ainsi que l'usage du *tub*, s'il est habituel, ou de l'hydrothérapie.

Il vaudra mieux s'abstenir d'injections vaginales, bien qu'elles soient inoffensives, quand elles sont faites avec la douceur voulue.

Système digestif. — L'alimentation ne devra pas être modifiée pendant la grossesse, mais elle pourra varier suivant le caprice, parfois même les bizarreries de l'appétit ; les mets d'apparence les plus indigestes sont souvent les mieux tolérés ; d'une façon générale mieux vaudra laisser la femme seul juge de l'alimentation qui lui convient.

Il sera seulement indispensable de surveiller la régularité des garde-robes et d'administrer des lavements ou des purgatifs doux.

Mamelles. — Si la femme doit allaiter son enfant, il est nécessaire que pendant le dernier mois elle lave le bout des seins avec de l'eau-de-vie ou une solution de bichlorure de mercure à 1 pour 1000, tout en exerçant sur les mamelons des tractions pour les former.

Vêtements. — Tout vêtement serré, soit autour de la taille (corset), soit autour des membres, sera soigneusement évité ; la femme doit faire usage d'un corset de grossesse, et au lieu de jarretières, si elle a tendance à l'œdème des membres inférieurs, employer des jarretelles.

Exercice et voyages. — L'exercice doit être modéré et les voyages ne seront permis que si la grossesse est absolument normale.

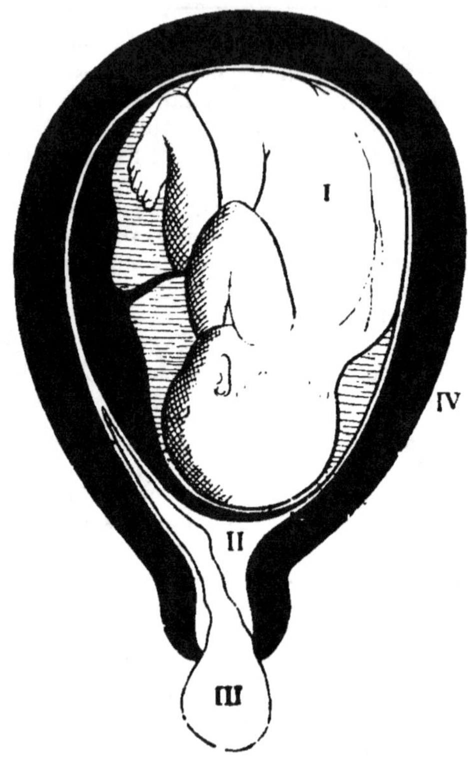

MENACE D'AVORTEMENT

L'avortement est l'expulsion du produit de la conception pendant les six premiers mois de la grossesse.

L'avortement se produit sous l'influence de causes excessivement variées, mais qui agissent par l'un des cinq mécanismes suivants :

I. Mort du fœtus.

II. Rupture de l'œuf.

III. Hémorragie utéro-placentaire.

IV. Contraction spontanée de l'utérus.

V. Corps étranger intra-utérin.

Quel que soit le mécanisme, en présence d'une menace d'avortement, l'accoucheur doit se poser les deux questions suivantes :

1° L'avortement peut-il être empêché ?

2° Comment l'empêcher ?

On peut espérer l'arrêt de l'avortement, quand l'œuf est intact, le fœtus vivant et, que l'orifice externe n'est pas encore franchi par l'œuf. — Toutes les fois que ces trois conditions seront réunies, il y aura donc lieu de tenter le traitement prophylactique, et, s'il y a doute sur l'existence d'une de ces trois conditions, on se comportera comme si elle existait ; car en pareil cas le traitement prophylactique n'aura d'autre inconvénient que celui d'échouer.

Comment empêcher l'avortement ? par un traitement prémonitoire et un traitement prophylactique.

Traitement prémonitoire. — S'il y a eu avortements répétés rechercher la cause probable, qui est, le plus souvent, la syphilis, et combattre la cause supposée par un traitement approprié.

Traitement prophylactique. — La femme sera immédiatement condamnée au repos dans le lit. — Si l'hémorragie génitale est abondante, on pratiquera un tamponnement vaginal à la gaze iodoformée qu'on laissera, suivant les cas, de douze à vingt-quatre heures en place ; bien que la présence de ce tampon ne soit pas favorable à la continuation de la grossesse, l'écoulement du sang le rend indispensable, sans quoi la vie de la femme serait exposée. Si l'écoulement sanguin est au contraire peu abondant, on ne s'en occupera pas au point de vue thérapeutique. — La base même du traitement consiste à placer la femme sous l'influence de l'opium, qui est le meilleur sédatif utérin ; on donnera l'opium sous forme de laudanum de Sydenham, en lavements, à la dose de 50 à 100 gouttes par vingt-quatre heures, ou sous forme d'injections sous-cutanées de morphine à la dose de 5 à 6 centigrammes par vingt-quatre heures, en en surveillant l'action ; on associe volontiers les lavements laudanisés aux injections de morphine en employant la moitié des doses sus-indiquées. — Dans le cas de menace légère, la teinture de viburnum prunifolium (au demi) à la dose de 50 à 100 gouttes par vingt-quatre heures peut suffire.

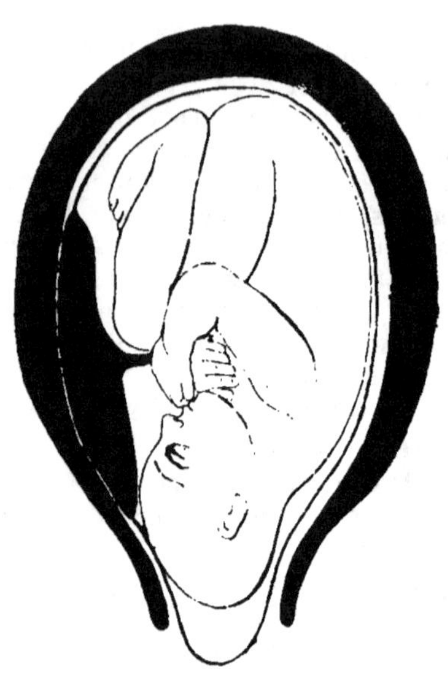

AVORTEMENT INÉVITABLE

L'avortement est inévitable, quand l'une des trois condi-
tions suivantes existe :
Enfant mort (ou absent : œuf abortif);
Œuf rompu ;
Orifice externe atteint par l'œuf.

Tant que l'œuf n'a pas atteint l'orifice externe, même
alors qu'il occupe partiellement la cavité cervicale, il y a
lieu d'espérer que l'avortement pourra être retardé, bien que
les chances diminuent d'autant plus que la cavité cervicale
est plus envahie ; — mais quand l'orifice externe est atteint,

que l'œuf par conséquent arrive aux limites de l'utérus et va pénétrer dans le vagin, tout espoir de conjurer l'avortement peut être perdu et le traitement doit être dirigé en conséquence.

L'avortement *des trois premiers mois* se fait, en général, en un seul temps. Pendant toute la durée de l'expulsion, la conduite de l'accoucheur doit être simplement expectante, à moins qu'il n'y ait hémorragie sérieuse, auquel cas on fera un tamponnement du vagin à la gaze iodoformée, bien complet et serré comme doit toujours l'être un tamponnement, et on attendra pour l'enlever six à douze heures ; on le réappliquerait, si le retour de l'hémorragie le rendait nécessaire. — Le plus souvent, quand on enlève le tampon, on trouve derrière lui l'œuf tombé dans le vagin et l'avortement, par conséquent, achevé. — Cette arrivée de l'œuf dans le vagin coïncide avec la fin des contractions utérines, de telle sorte qu'en pratique on peut enlever le tampon aussitôt que la femme cesse de souffrir, car il est probable que l'œuf est dans le vagin et que l'avortement et aussi l'hémorragie sont terminés. — Tant que l'œuf est engagé dans le col, il faut se garder de le détacher avec les doigts ou un instrument, sans quoi on le morcellera et la partie, qui reste, sera retenue dans l'utérus.

L'avortement *des trois mois suivants* se fait en trois temps : un pour le fœtus, un pour les annexes, et souvent un troisième pour la caduque. — Pendant toute cette expulsion l'accoucheur n'a qu'à attendre en prenant tous les soins antiseptiques ; nous verrons au cas 4 la conduite à tenir alors que la délivrance présente des difficultés.

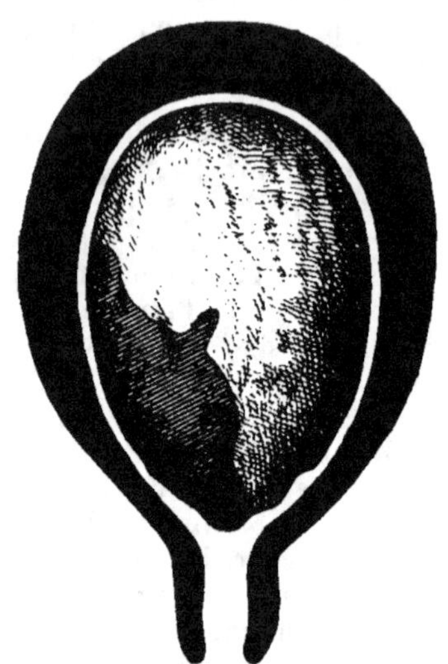

DÉLIVRANCE ABORTIVE NULLE

—

Pendant les 3 premiers mois de la grossesse l'avortement se fait presque toujours en un temps, de telle sorte qu'il n'y a pas de délivrance, c'est-à-dire d'expulsion séparée des annexes ; il n'en est pas de même dans l'avortement de 4, 5 et 6 mois, c'est-à-dire du second trimestre. — La délivrance en pareil cas a lieu le plus souvent spontanément dans les vingt-quatre heures qui suivent l'expulsion du fœtus ; l'accoucheur n'a à intervenir dans cette délivrance que dans les deux circonstances suivantes :

Hémorragie ;
Rétention.

Hémorragie. — L'hémorragie est en général la conséquence du décollement placentaire ; si on se trouvait en présence d'un accouchement à terme, on ferait la délivrance artificielle en introduisant la main dans l'utérus ; ici cette introdution est le plus souvent impossible, car les dimensions de l'utérus ne sont pas suffisantes pour la permettre. — Voici comment on procédera : la main étant placée dans le vagin on fera pénétrer deux à trois doigts dans la cavité utérine, en maintenant l'utérus de l'autre main à travers la paroi abdominale, on pourra souvent par cette manœuvre décoller le placenta, et l'amener en dehors, puis on tentera par des injections intra-utérines d'eau à 50° d'obtenir la rétraction ; — si on échoue, la dernière ressource sera de pratiquer le tamponnement utéro-vaginal à la gaze iodoformée, je dis utéro-vaginal, car malgré la présence du placenta on comblera la cavité utérine de gaze iodoformée ; le tout sera enlevé au bout de douze heures ; d'habitude la délivrance se fait à ce moment sans difficulté, le décollement placentaire étant achevé.

Rétention. — On peut considérer au point de vue pratique que la rétention existe, quand après vingt-quatre heures la délivrance n'est pas faite ; la femme se trouve alors exposée à tous les dangers de la septicémie. — En pareil cas, il faut dilater le col avec de grosses laminaires, ou des éponges préparées ; on complétera la dilatation à l'aide de sac de Barnes en caoutchouc. — Quand la dilatation est suffisante, on place la femme sous le chloroforme et on va chercher le placenta, en introduisant deux ou trois doigts seulement dans l'utérus, le reste de la main étant dans le vagin ; si cette tentative échoue on tamponne l'utérus à la gaze iodoformée pour maintenir la dilatation et favoriser le décollement, et on recommence les tentatives le lendemain ; on réussira de la sorte au bout de deux ou trois séances.

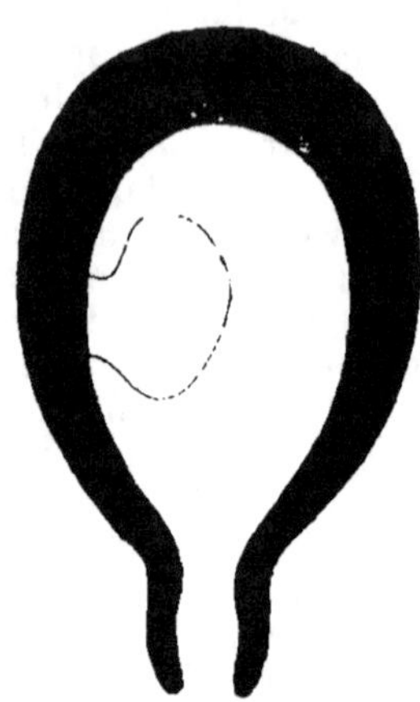

DÉLIVRANCE ABORTIVE INCOMPLÈTE

—

La plus grande partie des annexes est sortie de l'utérus, mais un fragment de membranes ou de placenta n'a pas été évacué, et expose à tous les dangers de la septicémie ; quelle doit être la conduite de l'accoucheur ?

Le diagnostic s'établira au moment même de la délivrance par l'examen des annexes ; on verra sur la surface utérine du placenta s'il n'y a pas de manque, et aussi, en reconstituant l'œuf, si les membranes sont complètes. — Après quelques jours, on pensera à la rétention partielle des annexes, lorsqu'avec des lochies fétides s'échapperont par l'orifice utérin des débris putréfiés.

Quand on se trouve en présence d'un cas récent, quand en d'autres termes, après la délivrance, on s'aperçoit que les annexes sont incomplètes, s'il s'agit simplement de membranes, on fera une injection intra-utérine pour tâcher de les amener ; mais, si cette injection ne les ramène pas, on passera outre ; le plus ordinairement, les membranes seront spontanément rendues sans accident au bout de un à trois jours. — Le traitement sera différent s'il y a rétention d'un fragment de placenta ; il faut absolument en débarrasser l'utérus ; pour ce faire, la femme étant au besoin chloroformée, on introduira la main dans le vagin et on glissera deux ou trois doigts jusque dans l'utérus, de manière à aller saisir le fragment placentaire, qui est d'ordinaire adhérent, et retenu à cause de cette adhérence même. — S'il est impossible de l'atteindre ou de le détacher, on pratiquera une injection abondante dans la cavité utérine, et pendant les sept à huit jours suivants on répétera une injection quotidienne intra-utérine, en se tenant prêt à intervenir, comme nous allons l'indiquer, s'il survient des accidents.

Il y a : lochies fétides, écoulement de débris putréfiés, avec ou sans fièvre et septicémie. — On commencera par des injections intra-utérines abondantes (huit à dix litres) suivies de l'application de suppositoires intra-utérins à l'iodoforme.

Iodoforme	2 grammes
Glycérine	0 gr. 50
Beurre de cacao	q. s.

pour un suppositoire.

Si cette intervention n'est pas suffisante, si l'état local ne s'améliore pas et si l'état général se prend ou devient plus sérieux, on aura recours au curage de l'utérus, exécuté avec grande douceur mais aussi complètement que possible ; le faire suivre d'un tamponnement utérin à la gaze iodoformée.

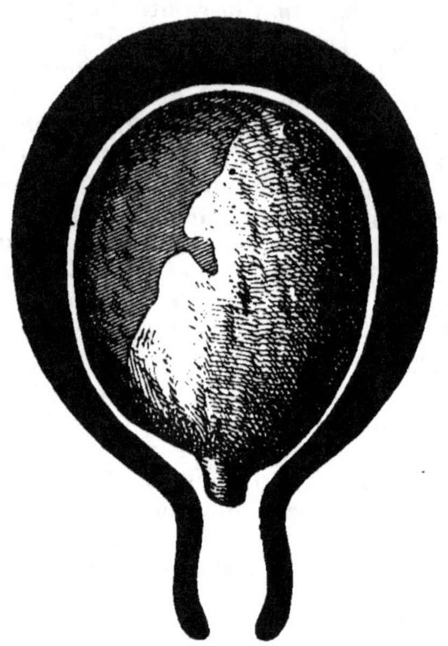

ACCOUCHEMENT PRÉMATURÉ

(Rétention des annexes.)

L'accouchement prématuré, c'est-à-dire celui qui a lieu avant terme pendant les trois derniers mois de la grossesse, diffère essentiellement de l'avortement et se rapproche comme allures générales, de l'accouchement à terme.

Même conduite à tenir pour la dystocie fœtale ou maternelle qu'avec un accouchement à terme.

D'autre part, même conduite à tenir que pour avortement, quand il s'agit d'arrêter l'accouchement, si les conditions favorables à la continuation de la grossesse existent (voir cas 5).

Ce sont les complications de la délivrance, qui méritent surtout de nous arrêter ici, car elles sont relativement fréquentes après l'accouchement prématuré.

Les deux accidents principaux, qui peuvent surgir sont :

L'hémorragie,
La rétention.

L'hémorragie, qui accompagne la délivrance de l'accouchement prématuré, sera traitée comme après un accouchement à terme. — S'il y a lieu de faire la délivrance artificielle, ou, après la délivrance artificielle, de faire pénétrer la main dans l'utérus pour le vider des caillots qu'il contient en excitant le muscle, cette introduction, bien que plus pénible qu'avec un accouchement à terme, sera possible, et dans le cas où au début du septième mois, par exemple, elle ne serait pas praticable, on se comporterait comme pour la délivrance abortive (voir cas 4). — Tous les moyens hémostatiques, qui conviennent à l'utérus à terme, sont d'ailleurs applicables ici (voir cas 92 et 95).

La rétention des annexes est tantôt complète, tantôt incomplète. — *Incomplète*, elle est reconnue de suite après la délivrance par l'examen des annexes ; la rétention des membranes peut être négligée, mais si un fragment de placenta reste dans l'utérus, il devra être cueilli en introduisant la main dans la cavité utérine ; lorsque des accidents septicémiques surviennent, voir la conduite (cas 89 et 100). — *Complète*, la rétention des annexes commence à la rétraction du col, environ une heure après l'accouchement. La conduite à tenir est la même qu'avec un accouchement à terme (cas 87).

Donc, d'une façon générale, même conduite pour la délivrance après un accouchement prématuré qu'après un accouchement à terme.

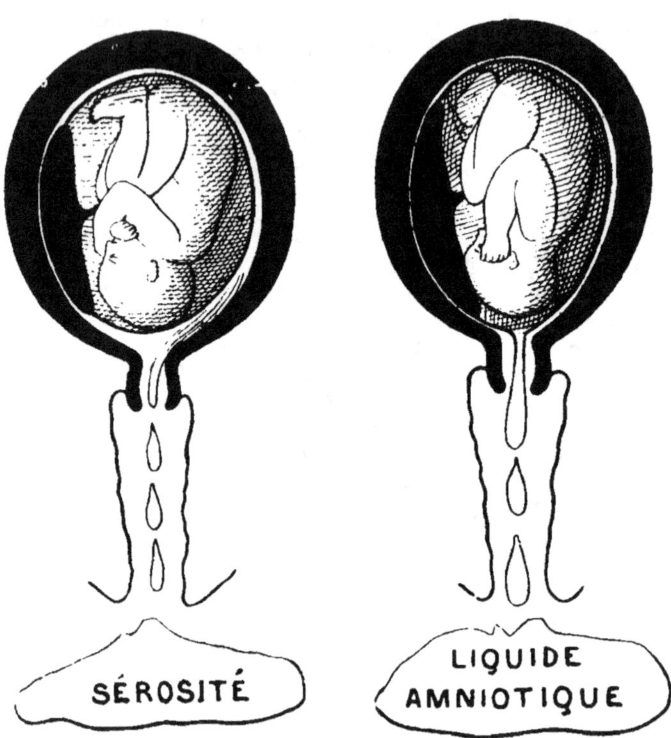

HYDRORRHÉE

Hydrorrhée signifie écoulement de sérosité; l'hydrorrhée génitale peut avoir lieu pendant la grossesse ou en dehors d'elle; il n'est ici question que de l'hydrorrhée gravidique.

L'hydrorrhée gravidique reconnaît deux modes pathogéniques, absolument distincts et très importants à distinguer au point de vue séméiologique :

L'une, appelée *amniotique*, est amenée par la rupture de l'œuf; le liquide amniotique s'échappe au dehors par cette ouverture.

L'autre, dite *déciduale*, se produit malgré l'intégrité de l'œuf et résulte probablement d'une endométrite avec sécrétion séreuse.

La première conduit forcément à l'avortement; la seconde, au contraire, est compatible avec la continuation de la grossesse jusqu'à terme.

La conduite à tenir n'est par la même dans les deux cas ; malheureusement le diagnostic différentiel est en pratique difficile à établir. — Aussi, tout en réservant le pronostic, faut-il en général se comporter comme s'il s'agissait d'hydrorrhée amniotique, c'est-à-dire avec rupture de l'œuf. La malade devra rester au lit dans la position horizontale ou sur une chaise longue ; si des douleurs utérines surviennent, constituant une menace de fausse-couche, on les calmera à l'aide de lavements laudanisés (dose : 20 à 100 gouttes de laudanum de Sydenham en 24 heures) ou d'injections sous-cutanées de morphine (5 à 6 centigrammes par 24 heures). — Ce traitement sera inutile s'il s'agit d'hydrorrhée amniotique, car l'avortement est inévitable ; mais, au contraire, il permettra, dans le cas de grossesse menacée d'interruption avec hydrorrhée déciduale, la continuation jusqu'à terme.

Toutefois, dans le cas où l'époque de la grossesse met à même d'affirmer la mort du fœtus, ou bien quand le brusque écoulement du liquide amniotique fait supposer assez nettement l'hydrorrhée amniotique, ce traitement devient inutile, et il vaut mieux laisser l'expulsion se produire de suite, à moins que dans le second cas, c'est-à-dire avec l'hydrorrhée amniotique, on espère, en le retardant de quelques jours, conduire le fœtus vivant à la viabilité.

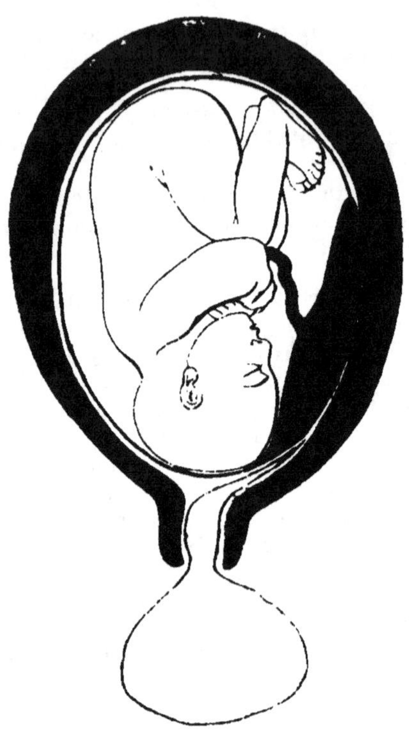

PLACENTA PRÆVIA

marginal ou latéral
et
présentation du sommet.

Le placenta prævia est dit :

Marginal, quand son bord affleure l'orifice interne de l'utérus ;

Latéral, quand il se trouve dans une zone de 1 à 8 centimètres autour de cet orifice.

Les deux accidents principaux, auxquels donne lieu cette

insertion vicieuse, sont la rupture prématurée de l'œuf, et l'hémorragie soit pendant la grossesse, soit pendant le travail. — L'hémorragie mérite seule de fixer notre attention au point de vue thérapeutique.

Il existe une présentation du sommet, point important à préciser, car le traitement varie avec la présentation.

Le traitement est différent suivant que l'hémorragie a lieu pendant la grossesse, au début du travail ou à la fin du travail.

Pendant la grossesse, si l'hémorragie est abondante, et si elle ne cède pas aux injections vaginales d'eau chaude (50°), il y aura lieu, quand le col est perméable et permet d'arriver aux membranes, de les rompre avec le doigt ou plutôt l'ongle, aussi largement que possible. — Quand les membranes sont inaccessibles, ainsi qu'on peut le rencontrer chez les primipares, on fera le tamponnement vaginal à la gaze iodoformée et on le laissera en place pendant douze heures; au bout de ce temps, ou l'hémorragie aura cessé, ou la femme sera en travail, et dans ce dernier cas on pourra pratiquer la rupture des membranes si l'hémorragie la rendait nécessaire.

Au début du travail, pour arrêter l'hémorragie, il faut rompre largement les membranes: la tête, venant appuyer sur le segment inférieur, arrête l'écoulement sanguin. — Dans le cas où un obstacle quelconque empêche la descente de la partie fœtale, on a recours à la version pelvienne par manœuvres mixtes; on abaisse un des membres inférieurs du fœtus qu'on laisse libre dans le vagin, et on surveille ensuite l'accouchement, qui se termine en présentation du siège.

A une période avancée du travail, quand la dilatation est complète ou presque complète, rompre les membranes et terminer de suite l'accouchement par le forceps, ou exceptionnellement par la version, dans le cas où soit l'élévation de la partie fœtale, soit une pelvi-viciation indique plutôt cette dernière intervention.

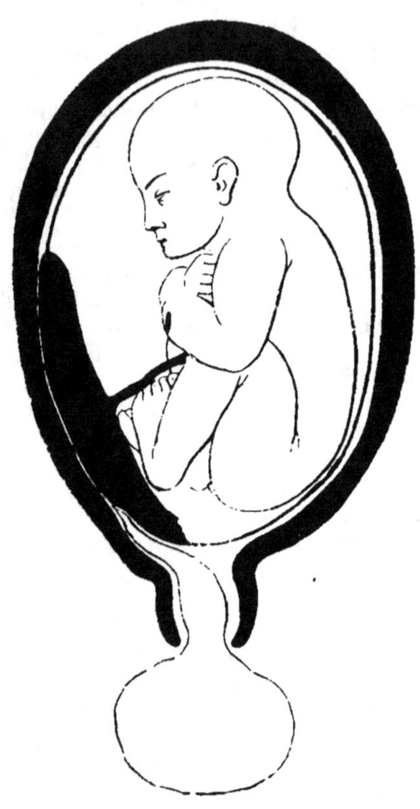

PLACENTA PRÆVIA

marginal ou latéral et présentation du siége.

———

Le placenta est inséré comme dans le cas précédent (cas 8), c'est-à-dire marginalement ou latéralement, mais la présentation diffère : au lieu d'un *sommet*, il s'agit d'un *siège*.

Trois questions thérapeutiques se posent :

Que faire contre la rupture prématurée de l'œuf?
Que faire contre l'hémorragie?
Que faire contre la présentation du siège?

1° Contre la rupture prématurée, aucune thérapeutique, ni préventive, ni curative, n'est possible.

2° L'hémorragie peut se produire pendant la grossesse, au début ou à la fin du travail.

Pendant la grossesse l'hémorragie ne devra être traitée que si elle est abondante; on ne tiendra pas compte de quelques gouttes de sang. — Si les membranes sont accessibles, les rompre largement, et autant que possible abaisser un des membres inférieurs du fœtus, qui, attiré avec douceur dans le vagin, engagera la partie fœtale et lui permettra de remplir le rôle compresseur auquel elle est destinée. — Si le col est imperméable, et par là même les membranes inaccessibles, faire le tamponnement vaginal à la gaze iodoformée; l'enlever au bout de douze heures. — Alors, ou l'hémorragie est arrêtée et tout traitement inutile; ou elle continue, et le col devenu perméable permet de rompre les membranes et d'abaisser un pied.

Au *début du travail*, en présence d'une hémorragie, il audra rompre largement les membranes, et abaisser un des membres inférieurs du fœtus. — Avec un siège décomplété mode des fesses, cet abaissement sera parfois difficile; on peut cependant y arriver le plus souvent à l'aide de manœuvres mixtes, externes et internes.

A *la fin du travail*, quand la dilatation est complète ou presque complète, rompre les membranes, si elles sont encore intactes, et faire l'extraction du fœtus.

3° On soupçonne ou l'on connaît pendant la grossesse l'existence du placenta prævia, et l'on constate en outre une présentation du siège. — Faut-il, comme avec une grossesse normale, faire la version céphalique par manœuvres externes? — Les avis sont partagés à cet égard; pour ma part, étant donnés les avantages de la présentation du siège comme agent hémostatique, alors qu'on peut abaisser un pied, je préfère conserver cette présentation, et par conséquent ne pas tenter la version céphalique.

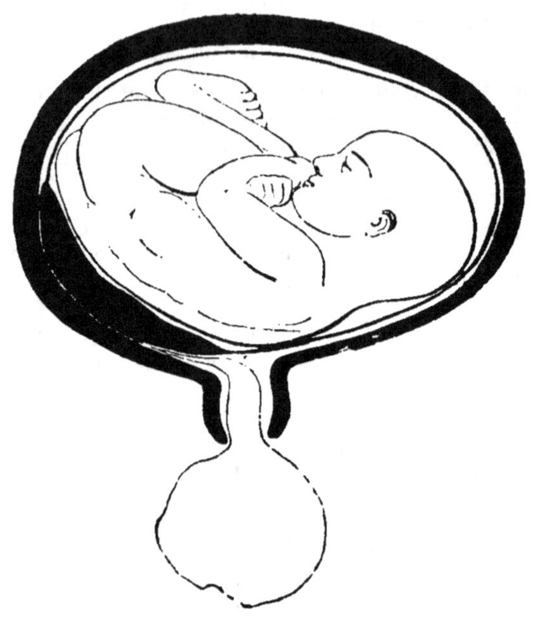

PLACENTA PRÆVIA

marginal ou latéral
et
présentation du thorax.

Le placenta prævia est inséré marginalement ou latéralement comme dans les cas 8 et 9, mais le fœtus est placé transversalement, se présentant par le thorax, le plus ordinairement par l'épaule, variété la plus fréquente parmi les présentations thoraciques.

Trois questions se posent :

Que faire contre la rupture prématurée de l'œuf?

Que faire contre l'hémorragie?

Que faire contre la présentation du thorax?

1° Quelle que soit la présentation, le traitement est nul à l'égard de la rupture prématurée des membranes ; alors qu'elle est produite, qu'il y ait ou non placenta prævia, la femme doit conserver la situation horizontale.

2° Contre l'hémorragie, la conduite à tenir diffère suivant qu'elle a lieu pendant la grossesse au début ou à la fin du travail.

Pendant la grossesse, l'indication est de rompre si possible les membranes, mais à la condition d'avoir préalablement transformé par manœuvres externes la présentation du thorax en sommet ou mieux en siège ; du moment où cette transformation est obtenue, la conduite devient la même qu'avec une présentation du sommet (cas 8) ou du siège (cas 9). — Quand la version par manœuvres externes est impossible, on fait le tamponnement vaginal à la gaze iodoformée ; si l'hémorragie s'arrête, aucun traitement ultérieur n'est nécessaire ; si le travail se déclare, on se comportera comme il va être dit :

Au début du travail on fera la version pelvienne par manœuvres externes, la rupture des membranes et l'abaissement d'un pied ; — si la version externe était impossible, on romprait largement les membranes, et l'on pratiquerait la version podalique par manœuvres mixtes.

A une période avancée du travail, alors que la dilatation est complète ou presque complète, rompre les membranes, et faire la version podalique par manœuvres internes, suivie de l'extraction immédiate du fœtus.

3° Pendant la grossesse, il existe, en même temps que le placenta prævia, une présentation du thorax. Quelle devra être la conduite de l'accoucheur? — La correction de la présentation vicieuse est indiquée à l'aide de la version par manœuvres externes; mais tandis que certains accoucheurs préfèrent la version céphalique, le sommet étant la plus eutocique des présentations, je préfère la version pelvienne, parce qu'elle arme davantage l'accoucheur contre les dangers de l'hémorragie.

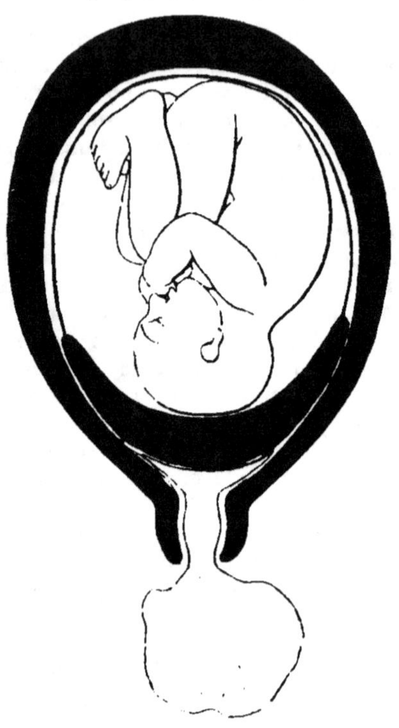

PLACENTA PRÆVIA PARTIEL
OU CENTRAL

Le placenta prævia est inséré de telle sorte que l'orifice interne correspond au centre du placenta (insertion centrale) ou à un point quelconque de sa surface (insertion partielle).

En pareil cas la rupture prématurée des membranes est rare, car elles sont éloignées de l'orifice utérin ; mais les hémorragies surviennent précoces et abondantes, nécessitant un traitement énergique et parfois difficile.

Le traitement diffère suivant que l'hémorragie a lieu pendant la grossesse au début ou à la fin du travail.

1° Pendant la grossesse, que le col soit ou non perméable, la rupture artificielle des membranes est impossible ; à cause de leur éloignement, le doigt ne peut arriver à les sentir. Aussi faut-il avoir recours soit au tamponnement vaginal à la gaze iodoformée, soit à l'introduction dans le col d'un ballon de caoutchouc pour en hâter la dilatation ; quand on retirera le ballon ou le tamponnement le col sera ouvert, la femme par conséquent en travail. Nous allons voir le traitement à ce moment. (Si en même temps que l'hémorragie il y avait présentation vicieuse, il faudrait la modifier, comme il a été vu aux cas 8 et 10, c'est à-dire en abaissant le siège).

2° Le travail est déclaré, et par conséquent le col facilement perméable à un ou deux doigts ; à l'aide d'un ou de deux doigts, on ira sur le côté du placenta à la recherche des membranes, et, si on peut les atteindre, on les rompra largement, en attirant ensuite vers le vagin le fragment du placenta qu'on aura décollé ; on terminera, si possible, par l'abaissement d'un des membres inférieurs du fœtus en faisant au préalable, si elle est nécessaire, la version podalique par manœuvres mixtes. — Quand il est impossible d'atteindre les membranes, on placera de nouveau un ballon de caoutchouc dans le col, de manière à compléter la dilatation.

3° Le travail est avancé, la dilatation est complète ou presque complète, en un mot il est possible d'introduire toute la main dans la cavité utérine. — Sans hésitation, on décollera le placenta avec la main jusqu'à ce qu'on arrive aux membranes, on rompra l'œuf, on pénétrera dans son intérieur et on fera la version podalique par manœuvres internes. — Si la dilatation était incomplète au moment de l'introduction de la main, on ferait l'extraction avec lenteur de manière à ce que la dilatation ait le temps de s'achever pour livrer facile passage à la tête.

Après l'accouchement, traitement réparateur comme après toute grande hémorragie.

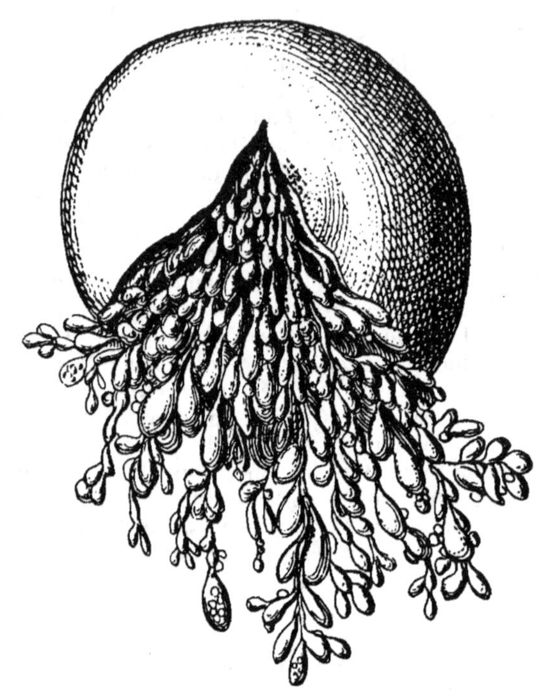

MÔLE HYDATIFORME

Sous le nom de môle hydatiforme, on désigne une dégéné-
rescence spéciale de l'œuf en général et du placenta en particulier, qui transforme toute la masse du produit de conception en une grappe de vésicules variant de la grosseur
d'une lentille à celle d'une noisette. — L'ensemble de la
masse pathologique rappelle assez l'aspect des kystes hydati-
ques, d'où le nom qui lui a été donné, bien que la nature de
l'affection soit tout à fait différente, puisqu'il s'agit ici d'un
myxome placentaire.

On distingue trois variétés de môle hydatiforme :

L'une *embryonnée*, c'est-à-dire au milieu de laquelle se trouve un fœtus ;

L'autre *creuse ou encapsulée*, où tous les kystes sont enveloppés dans les membranes ovulaires ;

L'autre enfin *en masse*, dans laquelle tout l'œuf est converti en vésicules, les membranes elles-mêmes ont disparu ; les capsules s'insinuent parfois dans la paroi utérine et s'y incrustent.

On soupçonnera l'existence de la môle hydatiforme avec un développement anormal de l'utérus gravide, avec des hémorragies, mais le diagnostic ne sera certain qu'avec l'émission totale ou partielle des vésicules, d'où l'incertitude du traitement, tant que cette émission n'a pas eu lieu.

Une femme enceinte est supposée atteinte de môle hydatiforme : l'accoucheur n'aura à intervenir que s'il y a hémorragie sérieuse ; il combattra cette hémorragie à l'aide du tamponnement vaginal à la gaze iodoformée, renouvelé toutes les douze heures jusqu'à cessation de l'écoulement ou expulsion de la môle.

Pendant l'expulsion de la môle, laisser agir la nature à moins que l'abondance de l'hémorragie n'oblige à intervenir ; si l'ouverture du col est suffisante, on introduit la main dans l'utérus et l'on extrait tout le contenu pathologique ; si la dilatation est insuffisante, on pratique le tamponnement vaginal, ou l'on place un sac de caoutchouc dans le col, usqu'à ce que la dilatation permette d'intervenir.

Après l'expulsion, s'il survient des accidents septicémiques durant les suites de couches, on les traitera par des injections antiseptiques dans l'intérieur de l'utérus et au besoin par le curage. — Le traitement est d'ailleurs analogue à celui de la septicémie après accouchement ordinaire.

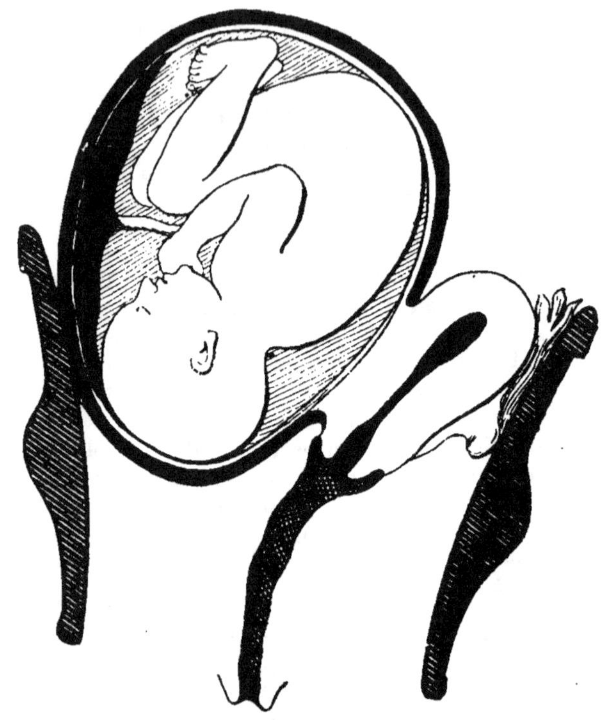

GROSSESSE EXTRA-UTÉRINE

(Deuxième moitié.)

La grossesse extra-utérine, pendant la première moitié de son évolution, a plutôt l'allure d'une affection gynécologique, aussi a-t-elle été examinée au formulaire gynécologique (cas 64); — dans la seconde moitié au contraire, les signes de certitude de la grossesse existant, l'allure devient essentiellement obstétricale. — Nous allons ici étudier la conduite à tenir pendant cette seconde moitié.

La grossesse existe, les signes de certitude sont là pour ne laisser aucun doute ; on a reconnu grâce au toucher et au besoin par l'exploration intra-utérine (voir les détails du diagnostic dans mon *Traité d'accouchement*, 2ᵉ édit., page 541) que la grossesse était bien extra-utérine ; l'*intervention chirurgicale* s'impose, car, en laissant la grossesse continuer son cours, on expose la femme à tous les dangers de la rupture ovulaire, et l'on sait que la mort peut en être la conséquence à bref délai.

L'intervention chirurgicale est praticable soit par le vagin (élytrotomie), soit par la paroi abdominale (laparotomie).

On songera à aller chercher le fœtus et à l'amener par le vagin, quand le kyste fœtal est très facilement accessible par cette voie. — Mais ce mode d'intervention devra être réservé à des cas exceptionnels, car si l'opération peut être plus facile par la voie vaginale, quand survient une hémorragie l'opérateur se trouve très embarrassé pour l'arrêter ; la mort de la femme peut en résulter.

La laparotomie sera donc l'intervention de choix ; après l'ouverture de l'abdomen on fera l'extraction du kyste fœtal comme celle d'un kyste ovarien ; on s'efforcera de constituer un pédicule qu'on traitera comme le pédicule d'un kyste ovarien ; si la constitution de ce pédicule est impossible, on se comportera comme avec un kyste sessile de l'ovaire, en fixant la paroi du kyste à la paroi abdominale.

Quand il s'agit d'un enfant mort et se transformant en lithopédion, certains accoucheurs préfèrent l'expectation ; mais, avec les progrès de la chirurgie abdominale, on tend maintenant à conseiller l'intervention, car elle seule met d'une façon sûre à l'abri des accidents ultérieurs.

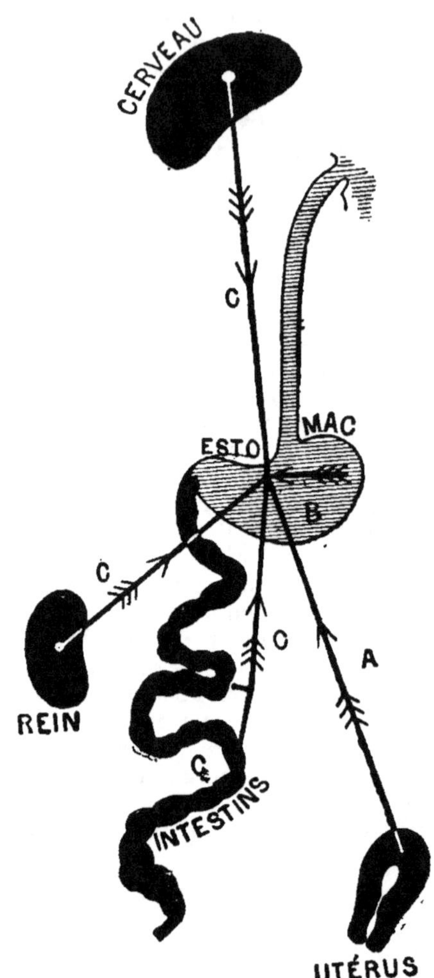

VOMISSEMENTS INCOERCIBLES

Quand une gestante est atteinte de vomissements graves ou incoercibles, le premier devoir de l'accoucheur est d'en chercher la source, si cette recherche est infructueuse, il essayera empiriquement une série de moyens thérapeutiques, qui sont souvent suivis de succès.

1° Les diverses causes, susceptibles de produire les vomissements incoercibles, peuvent être rangées en trois grands groupes, schématisés par la figure ci-jointe :

A. **Cause génitale** : Métrite. Induration cicatricielle ou rigidité du col. Déviation utérine. Surdistension de l'organe gestateur.

B. **Cause stomacale** : Gastrite. Ulcération simple ou cancéreuse. Rétrécissement d'un des orifices de l'estomac. Adhérences péristomacales. Hernie de l'estomac. Tumeur de voisinage.

C. **Causes variées** : *Cerveau* : tubercule, tumeur. *Rein* : néphrite, albuminurie. *Intestin* : Entérite. Hernie. Tuberculose. Tumeur.

2° La cause est-elle introuvable ? on aura successivement recours aux moyens, dont voici la liste :

a. **Sédatifs** : Opium ou ses dérivés, aux doses habituelles de la grossesse ; Cocaïne, en solution par la bouche (solution au 1/10, 10 à 20 gouttes par vingt-quatre heures) ou en injections sous-cutanées 1 à 5 centigrammes ; Hydrate de chloral en lavements, 2 à 4 grammes.

b. **Excitants** : Teinture de noix vomique ; Inhalations d'oxygène, à la dose de 30 à 40 litres par vingt-quatre heures ; Électricité.

c. **Révulsifs** : Glace, vésicatoires ou pointes de feu au creux épigastrique ; Pulvérisations d'éther à la région stomacale.

d. **Remèdes divers** : Régime lacté. Purgatifs, vomitifs. Valérianate et oxalate de cérium. Lavage de l'estomac et gavage. Déplacements, voyages forcés.

e. **Traitement utérin** : Pansement du col à la belladone, à la cocaïne ; Cautérisation à la créosote ou au nitrate d'argent ; Dilatation du col avec le doigt par la méthode de Copeman ;

Si tout traitement échoue il ne faudra pas hésiter, pour sauver la femme, à pratiquer l'avortement ou l'accouchement prématuré.

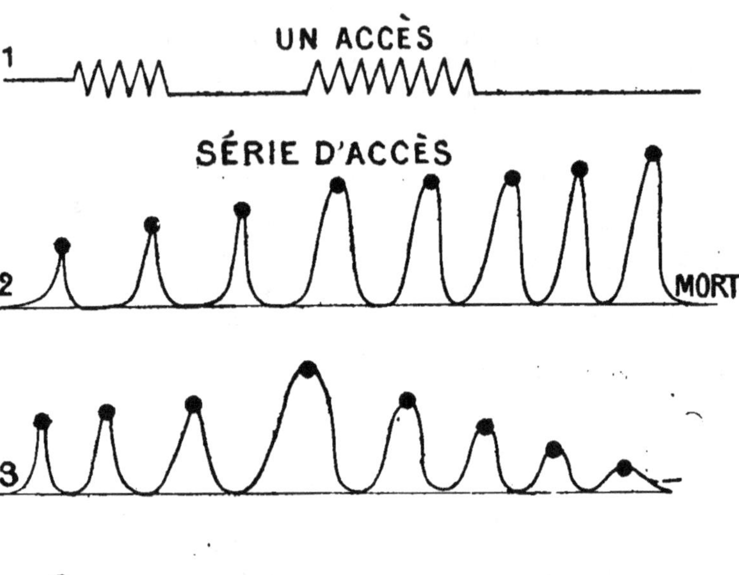

ÉCLAMPSIE

L'éclampsie puerpérale est une maladie caractérisée par des accès convulsifs, dans l'intervalle desquels l'état de la patiente varie de la normale au coma.

1° L'accès, ordinairement précédé de prodromes, commence par des convulsions cloniques, auxquelles succède de la raideur ou convulsion tonique, de nouveau suivie de convulsions cloniques généralisées; puis après **une courte** période de coma l'accès est terminé;

2° Tantôt les accès vont en s'aggravant ainsi que l'état général de la malade; terminaison léthale;

3° Tantôt, après avoir augmenté d'intensité, les accès diminuent, et le rétablissement progressif a lieu;

4° Tantôt enfin la maladie se borne à deux ou trois accès de faible importance, parfois même à un seul accès; on est en présence d'une simple ébauche d'éclampsie.

La maladie est vraisemblablement causée par l'arrêt des organes éliminateurs, surtout les reins et le foie (voir mon *Traité d'accouchements*, 2° édit., page 368); la théorie microbienne récemment soutenue n'est pas encore prouvée; en tout cas elle ne conduit jusqu'à présent à aucune thérapeutique spéciale.

Le traitement est *préventif* et *curatif*.

Préventif : Régime lacté exclusif, aussitôt que l'albuminurie fait craindre l'apparition de l'éclampsie. — Si ce régime lacté ne peut être supporté, on aura recours aux inhalations d'oxygène, aux grands bains, répétés tous les deux jours ou tous les jours, et d'une durée d'une heure environ. — Diurétiques. — Chez la femme pléthorique on pourra avec avantage pratiquer une ou deux saignées :

Curatif : Aussitôt que l'éclampsie est déclarée, le thérapeute devra avoir un triple objectif en vue :

1° Anesthésier la femme à l'aide de lavements de chloral à la dose de 8, 10 jusqu'à 16 grammes en vingt-quatre heures, et en faisant usage d'inhalations de chloroforme comme adjuvant;

2° Diminuer la masse totale du sang par une saignée générale abondante de 400 à 500 grammes, quelquefois davantage, *mais dans le cas seulement où la femme est pléthorique*;

3° Vider l'utérus le plus vite possible de son contenu, c'est-à-dire terminer l'accouchement et la délivrance aussi promptement que le permettra l'état des parties.

A ces trois moyens principaux on associera les purgatifs, les diurétiques et les sudorifiques; ces moyens, dont l'action est plus lente et moins énergique que celle des précédents, constitueront de précieux adjuvants.

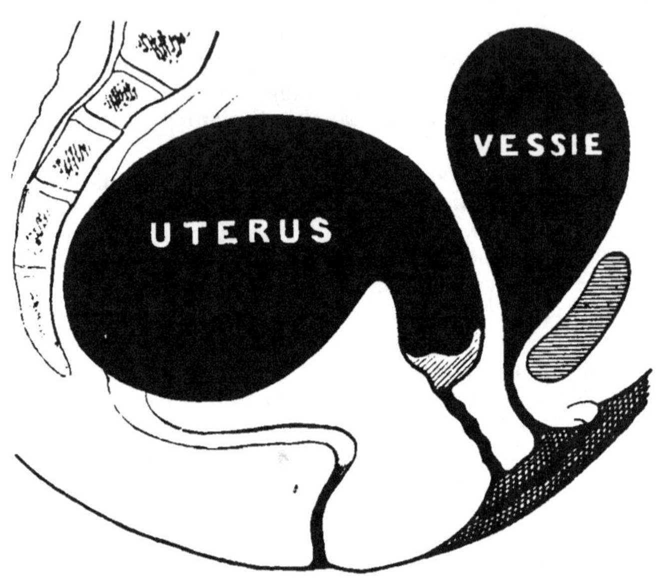

RÉTRODÉVIATION DE L'UTÉRUS
GRAVIDE

Le corps de l'utérus est renversé en arrière dans la cavité de Douglas, le col est repoussé en avant et plus ou moins aplati derrière la symphyse pubienne. — A trois mois de grossesse le corps de l'utérus remplit complètement l'excavation pelvienne ; par l'intermédiaire du col il comprime l'urètre et amène la rétention d'urine.

Le résultat de cette rétrodéviation peut être la mort, soit par cystite gangreneuse, soit par septicémie à la suite d'un avortement incomplet.

Le diagnostic comprend celui de la grossesse et celui de la déviation utérine, l'un et l'autre se font par le toucher, joint aux renseignements fournis par la malade sur ses antécédents. — La sensation spéciale de mollesse, fournie par la tumeur, ne laisse en général que peu de doutes sur l'existence de la grossesse.

Le traitement devra être proportionné à la ténacité du cas.

L'accoucheur est en général consulté d'abord pour la rétention d'urine; le diagnostic étiologique de cette rétention étant porté, on fera régulièrement le cathétérisme matin et soir avec toutes les précautions antiseptiques d'usage. — Ce simple cathétérisme, pratiqué pendant huit, quinze jours à trois semaines suffit, le plus souvent, pour assurer la guérison, c'est-à-dire la réduction spontanée de l'utérus. — Pendant la durée des troubles urinaires la malade gardera le repos, couchée autant que possible sur le côté ou assise dans un fauteuil; matin et soir on fera prendre la position génu-pectorale pendant 20 minutes pour favoriser la réduction de l'utérus.

Si ce traitement ne suffit pas, et s'il y a menace de complications vésicales ou utérines, on tentera la réduction de l'utérus, — soit à l'aide des doigts introduits dans le vagin ou le rectum et repoussant le corps de l'utérus dans la direction du détroit supérieur, — soit en introduisant dans le rectum un sac de caoutchouc qu'on gonfle et qu'on laisse en place pendant quelques heures tous les jours.

Si on échoue, on tentera la réduction digitale sous le chloroforme.

En cas de nouvel échec il ne reste plus comme dernière ressource que la laparotomie, permettant d'aller réduire directement le corps de l'utérus incarcéré — ou la réduction après la symphyséotomie, — ou l'avortement provoqué par l'introduction d'une sonde dans la cavité utérine; c'est en général à ce dernier mode de traitement qu'on donne la préférence.

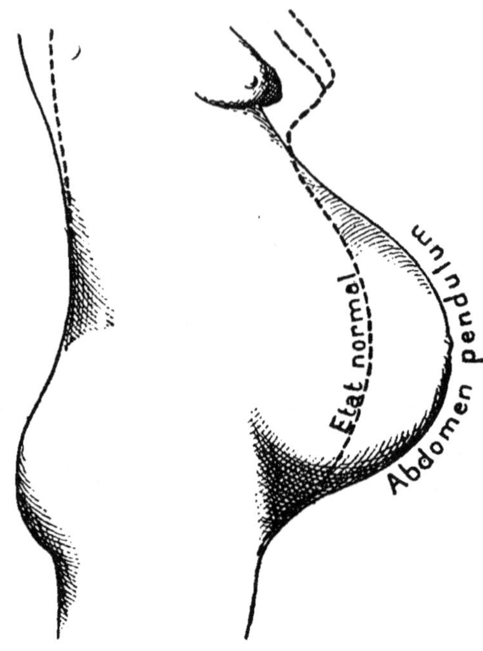

ABDOMEN PENDULUM

(Ventre en besace.)

—

Quand la paroi abdominale présente une résistance suffisante, elle maintient l'utérus assez relevé pour que son axe corresponde à peu près à celui du détroit supérieur et pour que l'engagement du fœtus dans l'excavation pelvienne se fasse sans difficulté.

Il n'en est plus de même, quand la paroi abdominale a été faiblie par des grossesses répétées, ou par des grossesses à volume exagéré (gémellité, hydramnios) ; en pareil cas, l'utérus, incomplètement soutenu, bascule en avant; l'abdomen pendulum est ainsi constitué.

L'abdomen pendulum a un double inconvénient, celui de gêner l'engagement du fœtus soit pendant la grossesse, soit pendant le travail, et celui de causer à la femme une pesanteur abdominale, qui entrave les mouvements, la marche, et amène secondairement de l'œdème et des varices des membres inférieurs.

Pendant la grossesse pour remédier à l'abdomen pendulum on fera porter une ceinture, allant comme largeur de l'ombilic au pubis, et fortifiant en la doublant la paroi abdominale. — Quand la ceinture est bien faite et appliquée, elle soulage immédiatement la femme et remédie aux inconvénients du ventre en besace.

Pendant le travail on peut user du même moyen, mais comme on n'a pas toujours une ceinture à sa disposition, on relèvera l'utérus avec un bandage de corps et on fera conserver à la femme le décubitus horizonto-dorsal, avec la tête peu élevée. — Si ce moyen n'est pas bien supporté par la femme, on pressera avec les mains sur la paroi abdominale au moment des contractions, en s'efforçant de repousser l'utérus en arrière ; sous l'influence de ces pressions, la partie fœtale qui se présente appuie mieux sur l'orifice, la dilatation se fait plus rapidement et l'engagement ne tarde pas à se produire.

Après l'accouchement, la paroi abdominale reste très faible et amincie, il sera bon, au point de vue du fonctionnement physiologique des organes abdominaux et en prévision d'une nouvelle grossesse, de fortifier cette paroi à l'aide du massage et de l'électrisation faradique.

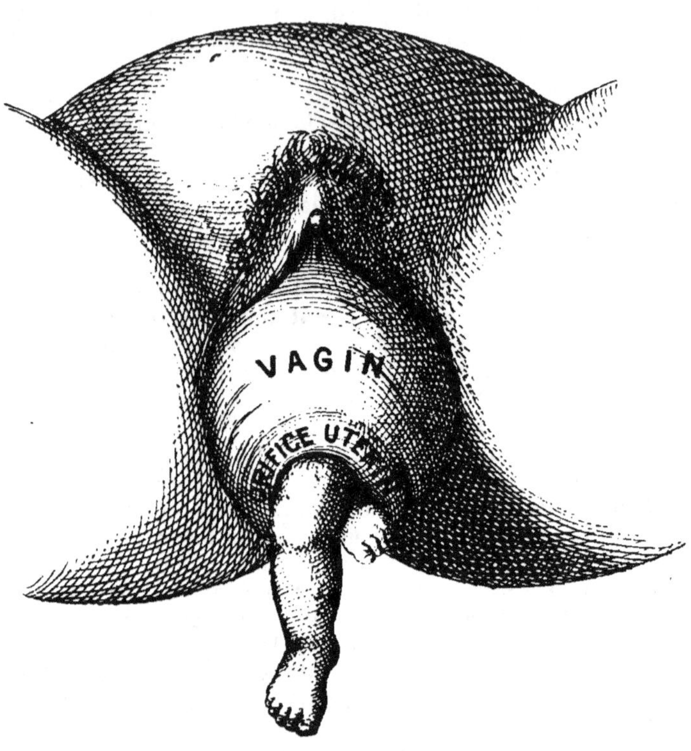

PROLAPSUS DE L'UTÉRUS GRAVIDE

Le prolapsus de l'utérus, alors qu'il n'y a pas coexistence de métrite, de salpingo-ovarite ou d'une autre complication entraînant la stérilité, permet ordinairement la conception et le développement de la grossesse.

D'autre part la grossesse peut débuter avec un utérus normalement situé et qui s'abaisse pendant la gestation, sous l'influence d'efforts violents et répétés chez les femmes prédisposées au prolapsus.

Contrairement à ce qu'on pourrait supposer *a priori*, le prolapsus entrave peu l'évolution de la grossesse, car à mesure qu'il se développe, l'utérus, par e fait de son augmentation de volume, remonte dans la cavité abdominale. — Il se produit ainsi une cure momentanée et spontanée du prolapsus.

Mais la chute de l'utérus se reproduit habituellement au moment du travail, qu'il ait lieu à terme ou avant terme ; en effet le segment inférieur de l'utérus n'étant pas maintenu en place par ses liens normaux suit dans sa descente la partie fœtale, et la femme accouche à la fois de son enfant et partiellement de son utérus.

C'est donc pendant le travail qu'il sera nécessaire de surveiller avec soin la femme atteinte de prolapsus ; durant la période de dilatation il faudra lui faire garder le décubitus horizontal, la tête peu élevée, et, si l'utérus avait tendance à sortir, le maintenir avec les doigts ou avec un tamponnement vaginal à la gaze iodoformée.

Au moment de l'expulsion le rôle de l'accoucheur devient particulièrement actif ; il impose à la femme les efforts qui tendent à faire descendre son utérus, en pratiquant l'extraction soit manuelle, soit au forceps suivant la présentation ; pendant les tractions on fera maintenir le col de l'utérus par un aide, afin qu'il ne franchisse pas la vulve ; précaution analogue au moment de la délivrance.

Pendant les suites de couches, repos prolongé au lit pendant plusieurs semaines, de manière à ce que l'appareil de sustension utérin reprenne toute l'énergie, dont il est capable.

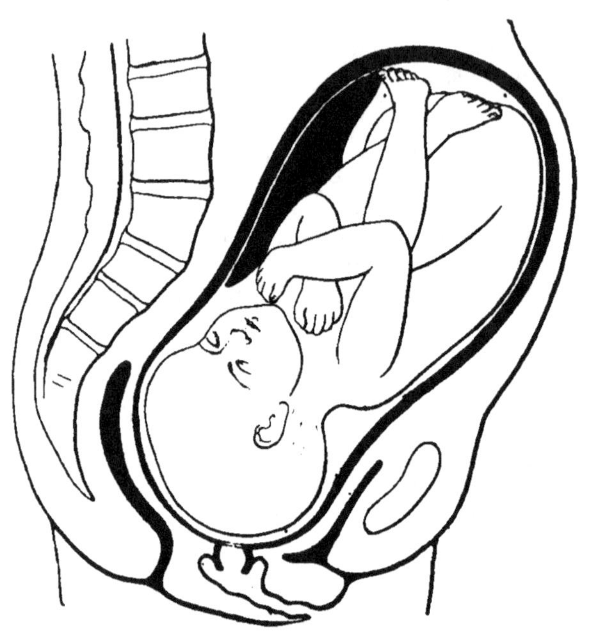

GROSSESSE NORMALE

Présentation du sommet en O. I. G. A.

———

La grossesse est normale, le fœtus se présente tête engagée en OIGA ; l'accouchement s'annonce donc aussi eutocique que possible ; quelle doit être la conduite de l'accoucheur en pareil cas et quelles sont les précautions à prendre en vue de l'accouchement ?

Pendant le dernier mois de la grossesse, il importe que la femme se livre à un exercice régulier, une demi-heure à une heure de marche par jour. — Alimentation ordinaire, surveiller la régularité des garde-robes. — Tous les deux jours prendre une injection vaginale de deux litres environ avec une solution de sublimé au 1/2000. — Un grand bain tous les trois ou quatre jours de dix minutes à un quart d'heure de durée. — Si l'allaitement doit avoir lieu, faire laver tous les matins les mamelons avec un peu d'eau-de-vie pure ou additionnée d'eau.

Formuler pour le moment de l'accouchement la prescription suivante :

1° Paquets :

Bichlorure de mercure.	0 gr. 25
Acide tartrique.	1 gr.
Solution de carmin d'indigo, 5 pour 100.	II gouttes

pour un paquet. En faire 30 semblables.

2° Solution :

Acide phénique	245 gr.
Alcool.	245 —
Essence de thym	10 —

pour les injections ; mettre de cette solution une cuillerée à bouche par litre d'eau filtrée ou bouillie.

3° Vaseline boriquée, 4 pour 100. . . . . . . 50 gr.

4° Un flacon d'ergotinine Tanret ou d'ergotine Yvon.

5° Chloroforme anesthésique . . . . 50 gr.

6° Coton hydrophile. . . . . 1 kilog.

7° Une bande de gaze iodoformée à tamponnement utérin.

8° Un injecteur vaginal en métal émaillé, de forme sphérique, avec canule métallique.

9° Un bassin ovalaire pour les injections dans le lit, plus un rond pour les garde-robes et mictions.

10° Toile cirée pour garnir le lit au moment de l'accouchement.

11° Tout ce qui est nécessaire pour laver, habiller, poudrer l'enfant et faire le pansement du cordon.

Avoir soin que la chambre, dans laquelle l'accouchement doit avoir lieu, n'ait abrité aucune maladie contagieuse et ne soit à proximité d'aucun foyer d'infection.

Si la femme est une primipare, lui indiquer quand il sera nécessaire de faire prévenir la garde, ainsi que la sage-femme ou l'accoucheur, qui devront l'assister dans sa délivrance.

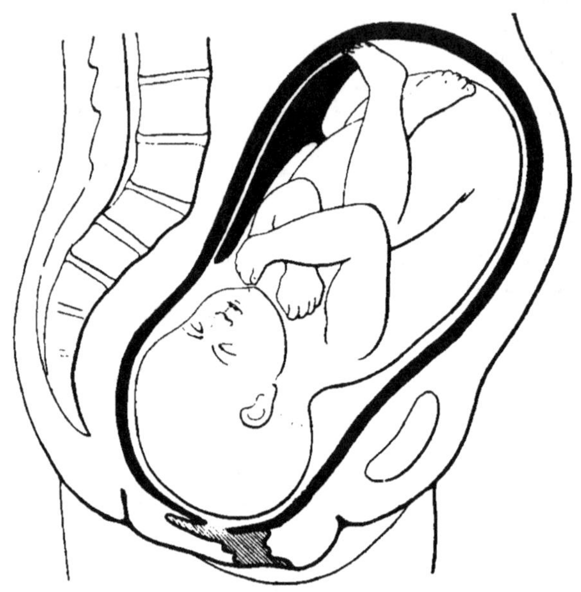

ACCOUCHEMENT NORMAL

Présentation du sommet en O. I. G. A.

PÉRIODE DE DILATATION

Prenons l'accouchement le plus simple, en présentation du sommet OIGA, la conformation de la femme étant normale, et voyons quelle est la conduite à tenir pendant la période de dilatation. — (Pour la période d'expulsion voir le cas suivant.)

La première précaution est de favoriser l'évacuation du rectum par l'administration d'un lavement additionné de deux cuillerées à soupe de glycérine ou d'huile.

Après quoi, il sera bon de donner, si la chose peut être

réalisée facilement, un grand bain d'une demi-heure de durée environ.

Pendant la dilatation, si la poche des eaux est intacte, la parturiente pourra à son gré rester couchée, assise ou levée, marcher, et prendre telle attitude qui lui conviendra. — Si la poche des eaux est rompue, la position horizontale est préférable, à moins que l'engagement profond de la partie fœtale n'empêche l'écoulement du liquide amniotique.

L'accoucheur ou la sage-femme pratiquera l'exploration vaginale, toutes les heures environ, afin de suivre les progrès de la dilatation.

Toutes les deux ou trois heures on donnera une injection vaginale avec une solution de bichlorure de mercure au 1/4000.

En général, l'appétit est nul ; s'il était conservé, mieux vaudrait conseiller l'abstention d'aliments solides à cause des vomissements qu'ils provoquent ; la patiente se contentera de bouillon, grogs, champagne glacé, café ou thé faibles.

Avoir soin de surveiller l'état de réplétion vésicale, la miction devenant souvent impossible ; si la vessie forme une tumeur appréciable au-dessus du pubis, faire le cathétérisme vésical à l'aide d'une sonde molle.

L'accoucheur ne doit plus quitter une primipare aussitôt que la dilatation est grande comme la paume de la main, et une multipare aussitôt que la dilatation dépasse une pièce de 2 francs.

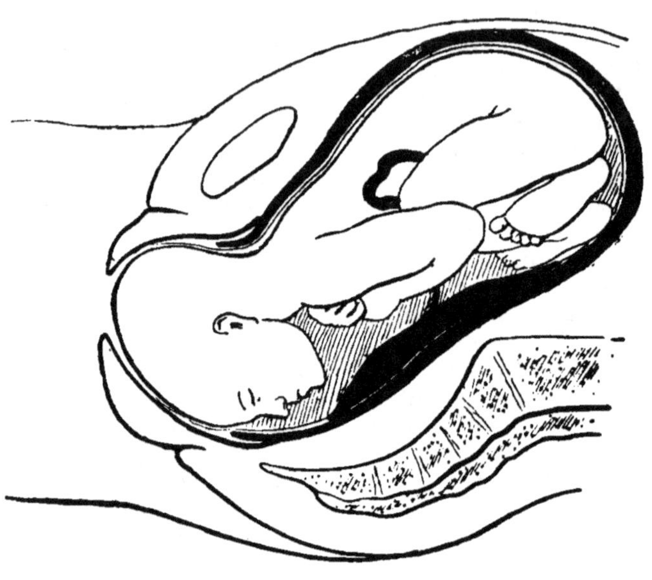

ACCOUCHEMENT NORMAL

Présentation du sommet en O. I. G. A convertie en O. P.

PÉRIODE D'EXPULSION

L'accouchement est normal en OIGA, il n'existe aucune cause de dystocie, la dilatation est complète; quelle doit être la conduite de l'accoucheur?

A la dilatation complète la femme doit se mettre au lit pour ne plus l'abandonner. — En général, on adopte le lit ordinaire recouvert de deux garnitures, la plus superficielle devant être enlevée après la délivrance, et la seconde servant pour les suites de couches. — Certaines personnes préfèrent un petit lit pour l'accouchement ; la délivrance terminée on transporte la femme dans son lit habituel.

Pendant la période d'expulsion il faut tous les quarts d'heure pratiquer l'auscultation fœtale, *dans l'intervalle des contractions utérines*, de manière à intervenir par une application de forceps, si la vie de l'enfant était en danger.

Si la poche des eaux est intacte, la laisser telle quand les contractions utérines sont suffisantes, sinon la rompre artificiellement ; il arrive souvent que l'écoulement d'une certaine quantité de liquide amniotique réveille l'utérus paresseux et augmente l'énergie de ses contractions.

Aussitôt que la tête arrive sur le périnée et commence à le faire bomber, il faut glisser un drap de siège sous les fesses de la femme. — Ce drap de siège se composera d'un drap épais (drap de domestique) entourant une petite planche (planche à dessin) ou un livre de format assez grand (30 sur 50 cent. environ).

Quand la tête commence à distendre la vulve, l'accoucheur, placé à droite de la femme, avec la main gauche empaumera le périnée, tandis que la main droite coiffera la tête et la maintiendra pendant les contractions utéro-abdominales. — La tête étant ainsi saisie, on en réglera la sortie, de manière qu'elle se fasse aussi lentement et régulièrement que possible.

Si les dimensions de la vulve ne permettaient pas le passage de la tête, ou si une déchirure du périnée commençait à se produire, on ferait, avec un bistouri boutonné, une ou deux incisions latérales.

Après la sortie de la tête, surveiller celle du tronc (voir cas 22).

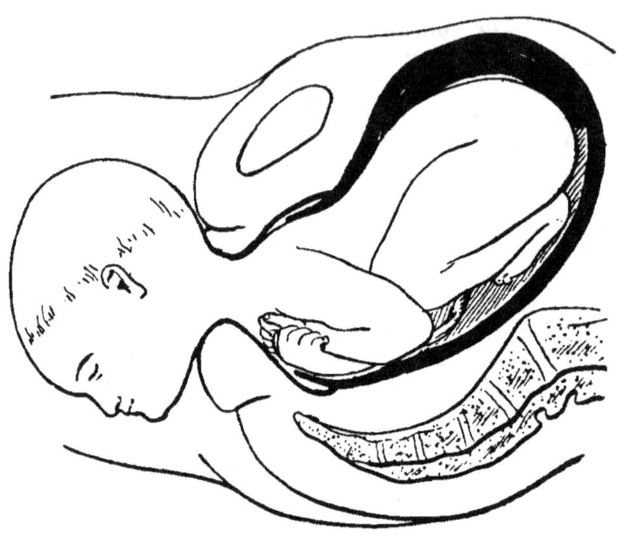

ACCOUCHEMENT NORMAL

Présentation du sommet en O. I. G. A. convertie en O. P.

EXPULSION DU TRONC

La tête vient d'être expulsée, le cou est par conséquent au niveau de l'orifice vulvo-vaginal; examinons la conduite à tenir pendant la sortie du tronc.

La tête, expulsée hors de la vulve, sera maintenue à l'aide d'une main, pendant que l'index de l'autre main, coiffé d'un linge, ira débarrasser l'arrière-bouche de l'enfant des mucosités, qui peuvent y être accumulées.

On s'assurera à l'aide du toucher qu'il n'existe pas de circulaires autour du cou, et s'il en existait on les dégagerait en faisant passer le cordon par-dessus la tête, ou en les faisant glisser par-dessus l'épaule; au cas de circulaires trop serrés, on ferait la section du cordon entre deux ligatures et promptement on terminerait l'accouchement.

Le dégagement des épaules constitue le point le plus important de l'expulsion du tronc, car, mal fait, il expose aux déchirures du périnée :

Si la ou les mains du fœtus sont facilement accessibles à côté du cou, *si le fœtus vous tend la main*, saisissez-la pour attirer au dehors le bras correspondant.

Si les mains sont inaccessibles, faites saillir l'épaule postérieure en tirant la tête en haut et dégagez le bras correspondant, en repoussant d'abord l'humérus vers le dos du fœtus, puis en attirant l'avant-bras; opérez ensuite de même pour le bras antérieur ou pubien. — Si le dégagement du bras postérieur est impossible le premier, commencez par l'antérieur.

Il ne faut jamais laisser le dégagement se faire avec les deux bras accolés au thorax, sans quoi la distension imposée au périnée expose à des déchirures.

Pendant la sortie du tronc, qui peut être aidée à l'aide d'une seule main, l'autre doit être appliquée sur le périnée qu'elle double, comme pendant la sortie de la tête.

Le fœtus expulsé est couché entre les jambes de la mère; — on l'essuie avec un linge sec ou chaud; —après quelques instants, on fait la ligature du cordon et on procède à sa section.

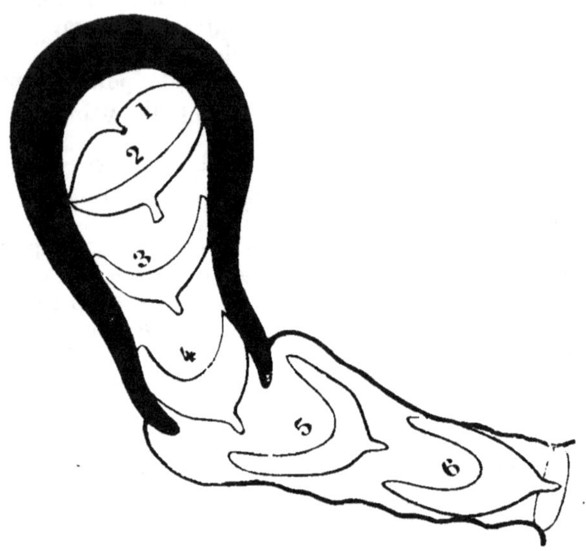

DÉLIVRANCE NORMALE

Après l'accouchement, avant de sectionner le cordon, il faut faire sur sa longueur deux ligatures, — une première à trois centimètres environ de l'ombilic, — une seconde au ras de la vulve.

Cette seconde ligature nous intéresse seule au point de vue de la délivrance, car elle va servir d'indicateur pendant la descente des annexes ovulaires, de telle sorte que sans pratiquer le toucher, par la simple inspection du cordon, on pourra savoir à peu près où se trouve le placenta.

Or, quand la ligature se trouve à sept travers de doigt de la vulve, le placenta est à l'orifice interne et son décollement est par conséquent complet.

Pendant le décollement du placenta, à moins qu'il n'y ait

hémorragie (voir cas 92, 93.) c'est-à-dire *tant que la ligature funiculaire n'est pas descendue à sept travers de doigt au-dessous de la vulve*, il faut se contenter de maintenir et d'exciter l'utérus à travers la paroi abdominale.

Aussitôt le décollement terminé (ligature funiculaire à sept travers de doigt au-dessous de la vulve), exprimer l'utérus d'une main pendant que l'autre exerce des tractions douces sur le cordon (*Délivrance par méthode mixte*, c'est-à-dire par expression et tractions réunies, telle que je l'ai formulée dans mes travaux d'obstétrique, t. II, p. 515 et t. I, p. 157).

Quand le placenta arrive au niveau de l'orifice vulvaire, moment auquel on peut l'apercevoir, et où la femme éprouve le besoin de pousser, comme s'il arrivait un second enfant de moindre volume que le premier, demander une cuvette qu'on place en l'inclinant au-devant de la vulve, de manière à recueillir le placenta dès sa sortie. — Quand le placenta est tombé dans la cuvette, les membranes sont en général encore retenues par leur extrémité dans l'utérus ; il faut se garder de faire des tractions brusques, qui ne manqueraient pas de les déchirer, mais on s'appliquera à les attirer doucement ; souvent le poids seul du placenta suffit à les amener au dehors.

Aussitôt les annexes expulsées, on les examinera en détail pour voir si elles sont complètes (en cas de rétention, voir cas 88 à 91).

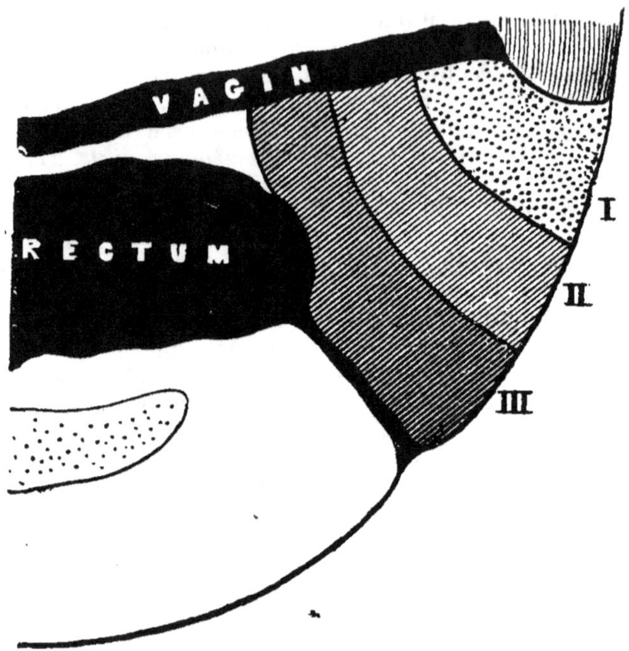

DÉCHIRURE DU PÉRINÉE
de suite après l'accouchement.

La déchirure du périnée résulte de l'effraction produite par le passage du fœtus.

Laissant de côté les déchirures centrales, qui sont excessivement rares, les solutions de continuité du périnée peuvent être, au point de vue de leur gravité et de leur traitement, divisées en trois catégories.

I. — Premier degré. Déchirure de la fourchette (1 cent. environ).

II. — Deuxième degré. Déchirure du périnée (anus intact).
III. — Troisième degré. Déchirure de l'anus et du rectum.
Quelle est la conduite à tenir dans chacun de ces cas?

1° Déchirure de la fourchette. — Cette déchirure, qui n'entame qu'un centimètre environ du périnée, est sans importance et ne réclame d'autre traitement que l'accolement des membres inférieurs, à l'aide d'une serviette nouée autour des genoux, pendant les quarante-huit heures qui suivent l'accouchement. — La cicatrisation se fait soit par première, soit par seconde intention ; dans le premier cas, la vulve est rendue à sa conformation normale; dans le second, la légère brèche, qui en résulte, est sans inconvénient.

2° Déchirure du périnée. — En pareil cas, le simple accolement des membres, tel qu'il a été indiqué tout à l'heure, suffit quelquefois pour obtenir la réunion des deux bords de la plaie, mais souvent il ne suffit pas, et si la réunion se fait en surface, le périnée reste insuffisant ; aussi est-il nécessaire d'avoir recours après l'accouchement à une thérapeutique plus énergique. — Les serre-fines, préconisées par certains accoucheurs, sont inférieures aux sutures, et c'est à ces dernières qu'on devra donner la préférence ; la femme étant placée en travers du lit et la plaie soigneusement lavée, on passera une série de sutures à la soie ou au crin de Florence, les unes réunissant les bords de la plaie vaginale, les autres ceux de la plaie périnéale; ces sutures seront laissées en place de six à huit jours.

3° Déchirure de l'anus et du rectum. — La périnéoraphie immédiate est indiquée ; elle doit être faite après lavage soigné de la région, en réunissant les bords de la plaie rectale à l'aide d'une suture continue au catgut, les bords de la plaie vaginale par des sutures interrompues à la soie ou au crin de Florence, et les bords de la plaie périnéale de la même manière. — Les sutures périnéales seront enlevées au bout de six à huit jours, celles du vagin quelques jours après ; la suture ano-rectale, étant faite au catgut, tombe spontanément.

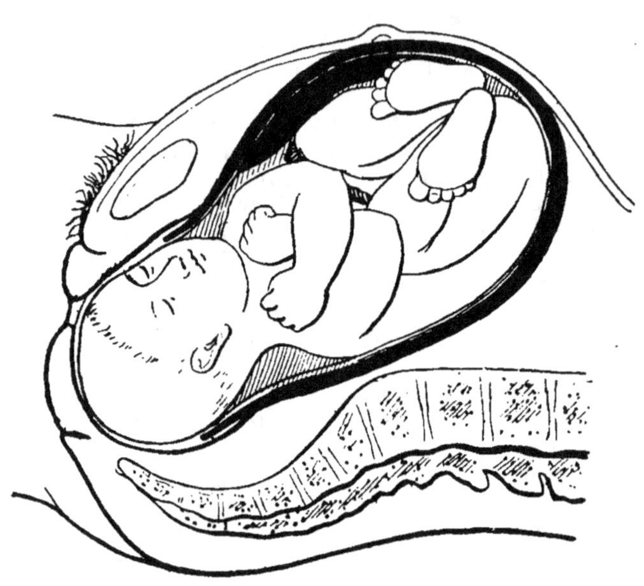

ACCOUCHEMENT EN PRÉSENTATION
DU SOMMET O. I. D. P.

La femme est en travail; le palper, l'auscultation et le toucher ont permis de diagnostiquer une présentation du sommet en OIDP, c'est-à-dire que le sommet est placé de telle sorte que l'occiput est à droite et en arrière, la face à gauche et en avant. — Quelle doit être la conduite de l'accoucheur?

Pendant la période de dilatation, le rôle de l'accoucheur est purement expectant; il devient au contraire actif à la dilatation complète, c'est-à-dire pendant la période d'expulsion.

A ce moment, il importe en effet de surveiller et de favoriser la rotation de l'occiput en avant, de manière que l'accouchement se termine en OP.

Normalement, la rotation antérieure de l'occiput se fait dans les conditions suivantes : La tête descend en OIDP jusqu'à ce qu'elle appuie franchement sur le plancher périnéal, et à partir de ce moment ce plancher réagit après chaque contraction, comme une sorte de tremplin sur lequel vient rebondir la tête. A chacune des contractions, le sommet ainsi pris entre deux forces contraires subit un mouvement de rotation, qui le porte en OP, exceptionnellement en OS.

Si cette rotation en avant ne se fait pas spontanément, l'accoucheur devra la favoriser artificiellement, et il pourra à cet effet se servir des *doigts*, du *levier* ou du *forceps*.

Quand la tête appuie franchement sur le plancher périnéal *et pas avant*, on introduira dans le vagin l'index et le médius de la main gauche, en se plaçant à gauche de la femme et, prenant point d'appui sur la bosse frontale antérieure ou dans son voisinage, on la repoussera en arrière, *au moment seulement de la contraction utérine.*

Si on échoue avec les doigts, on pourrait tenter le levier, mais cet instrument est peu usité et c'est en général au forceps qu'on a recours. — Cet instrument, étant appliqué d'une bosse pariétale à l'autre comme s'il s'agissait d'une OIGA, on lui imprime un mouvement de rotation combiné de telle sorte qu'il ramène l'occiput en avant et la face en arrière, puis on procède à l'extraction, soit en laissant le forceps en place, soit en le réappliquant sur la tête en OP.

Dans le cas où cette rotation est impossible, on termine l'accouchement en OS c'est-à-dire l'occiput tourné en arrière (voir le cas 26).

Conduite analogue pour un OIGP.

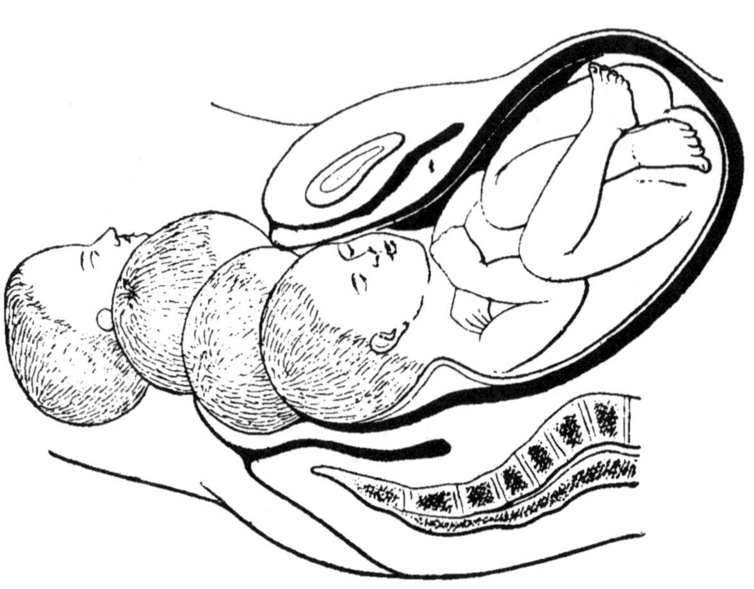

ACCOUCHEMENT EN PRÉSENTATION
DU SOMMET O. S.

A la suite d'une OIDP ou d'une OIGP, très exceptionnellement à la suite d'une position antérieure, l'occiput a tourné en arrière, de telle sorte que la tête, arrivée sur le périnée, se trouve placée en OS. — Quelle devra être la conduite de l'accoucheur?

Il est en général inutile de tenter la rotation de l'occiput en avant à l'aide des doigts, car si cette rotation est possible avec une OIDP ou une OIGP, elle est en général impraticable avec un OS ; cependant, avec le forceps, on peut quelquefois la réussir dans ce dernier cas.

D'une façon générale, il vaut mieux terminer l'accouchement en OS, c'est-à-dire l'occiput restant en arrière et la face en avant.

La tête est en occipito-sacrée, les contractions utérines sont énergiques, la partie fœtale progresse, quoique avec lenteur; on abandonnera l'expulsion à la nature, pourvu que les bruits du cœur fœtal se maintiennent normaux. — Quand la partie fœtale arrive au niveau de l'orifice vulvo-vaginal, on soutiendra le périnée, comme il a été indiqué (cas 21), mais en redoublant d'attention et de précautions, étant donnée la fréquence des déchirures périnéales en pareil cas.

Si la résistance du périnée est telle, que la progression de la partie fœtale devient impossible ou qu'on craint une déchirure centrale du périnée, on appliquera le forceps comme sur une OP et on dégagera la tête en occipito-sacrée.

Le dégagement, en pareil cas, est très important à bien connaître dans son mécanisme, afin d'imiter avec le forceps la sortie normale de la tête. — Sans discuter ici la question de savoir s'il s'agit de présentation du front ou du sommet, voici en général comment se dégage la tête alors que l'occiput est en arrière : la tête progresse jusqu'à ce que la racine du nez arrive sous la symphyse pubienne; à partir de ce moment la tête se fléchit, toute la région occipitale sort de la vulve, après quoi la face s'échappe au dehors par un mouvement d'extension de tout l'ovoïde céphalique; c'est cet ensemble de mouvements qu'on devra s'efforcer d'imiter avec le forceps.

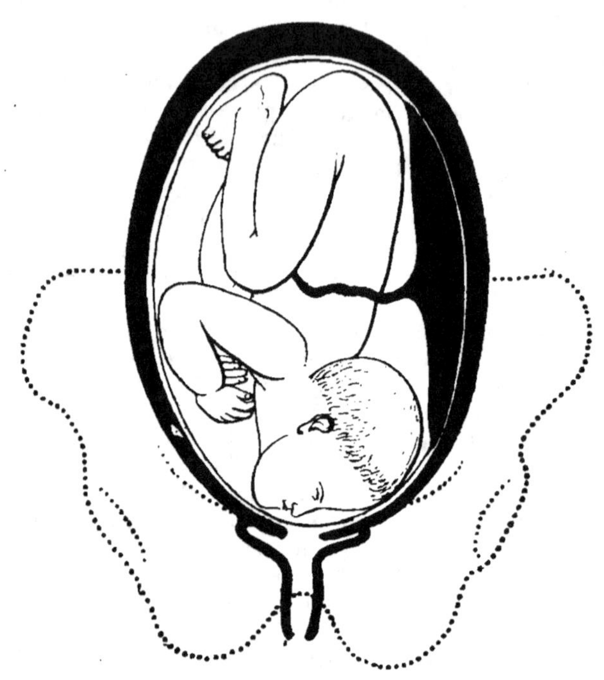

PRÉSENTATION DE LA FACE

tête au détroit supérieur.

PÉRIODE DE DILATATION

—

La tête est défléchie et se trouve mobile au détroit supérieur, soit en MIDT, soit en MIGT; la poche des eaux est intacte ou rompue, le fœtus vivant, la conformation du bassin est normale ou à peu près normale, le col est en voie de dilatation. Quelle doit être la conduite de l'accoucheur?

Deux lignes de conduite peuvent être suivies :

L'une d'expectation ;
L'autre d'action.

L'expectation consiste à abandonner l'accouchement à lui-même, avec la présentation vicieuse qu'on a constatée et avec tous les dangers pour la mère et l'enfant que crée cette présentation.

L'action a pour but de modifier la présentation et de transformer la face en sommet ou en siège. — Voyons comment :

Transformation en sommet. — Cette transformation peut être obtenue à l'aide de manœuvres, externes, internes ou mixtes.

Les manœuvres externes (Schatz) consistent à soulever à travers la paroi abdominale les épaules ou l'épaule accessible du fœtus, et de faire appuyer par un aide sur la région occipitale du fœtus, de manière à fléchir la tête et à produire la présentation du sommet.

Les manœuvres internes ne peuvent être exécutées qu'avec la dilatation suffisante pour l'introduction de la main dans l'utérus, et aussi avec la rupture des membranes. — C'est ainsi que Baudelocque allait empaumer l'occiput, et, l'abaissant, transformait la face en sommet.

On a encore employé les manœuvres mixtes en repoussant la face avec deux doigts à travers l'orifice utérin, pendant que l'autre main, à l'extérieur, abaisse l'occiput.

Transformation en siège. — Cette transformation, qu'il y a lieu de tenter, alors qu'avec la rupture des membranes il y a procidence du cordon, peut être faite — soit par manœuvres mixtes, — soit, si la dilatation est suffisante, par l'introduction de la main dans l'utérus (version podalique par manœuvres internes).

D'une façon générale, pour le médecin peu habitué aux interventions obstétricales, la simple expectation est préférable, car les manœuvres qui précèdent, quand elles sont mal faites, sont plus nuisibles qu'utiles ; à l'accoucheur expérimenté, on peut, au contraire, conseiller l'une ou l'autre de ces manœuvres, exécutée avec prudence.

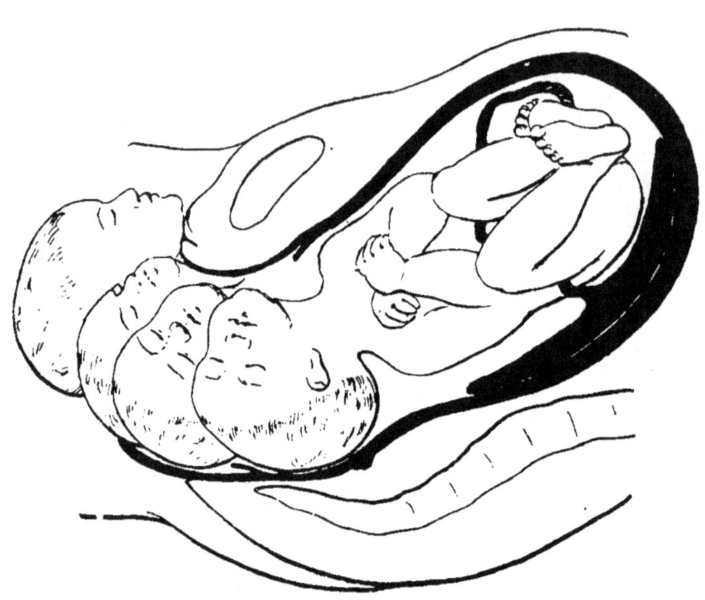

PRÉSENTATION DE LA FACE

en position M. I. G. A.

PÉRIODE D'EXPULSION

(Conduite analogue pour la position M. I. D. A.)

La dilatation est complète, la tête est engagée dans l'excavation pelvienne en MIGA ; quelle va être la conduite de
l'accoucheur pendant la période d'expulsion ?

La conduite générale sera analogue à celle indiquée pour
la présentation du sommet (voir cas 21). — La femme, à
partir de la dilatation complète, doit rester étendue sur le
dos. — Quand la partie fœtale arrive à la vulve, on glisse un

drap de siège pour soulever le bassin et faciliter le dégagement de la tête.

Pour la poche des eaux, qui est en général volumineuse, mieux vaudra la respecter jusqu'à la fin de la période d'expulsion ; malheureusement sa rupture prématurée est la règle.

Pendant la descente de la tête, si la poche des eaux est rompue, on aidera le mouvement de rotation du menton en avant en introduisant un doigt dans la bouche, et en prenant point d'appui sur cet orifice pour faire tourner la tête.

Au moment de la flexion, c'est-à-dire quand la face franchit la vulve, il est nécessaire que le menton soit franchement engagé sous la symphyse pubienne et que le mouvement de charnière s'accomplisse au niveau du sillon mento-cervical.

En soutenant le périnée et la partie fœtale comme il a été indiqué pour la présentation du sommet (cas 21), on aura soin d'obtenir un dégagement très lent de la partie fœtale, afin d'éviter les déchirures du périnée, qui se produisent très facilement en pareil cas, et on ne craindra pas de recourir aux incisions préventives de la vulve, si on les juge nécessaires, pour empêcher les grands délabrements.

Quand l'enfant est en danger, ou que la résistance du périnée est telle qu'elle empêche la progression du fœtus, on aura recours au forceps ; l'emploi de cet instrument est indiqué toutes les fois que les bruits du cœur se ralentissent, ou que pendant la période d'expulsion la partie fœtale est restée pendant deux heures à peu près stationnaire au même point de la filière génitale.

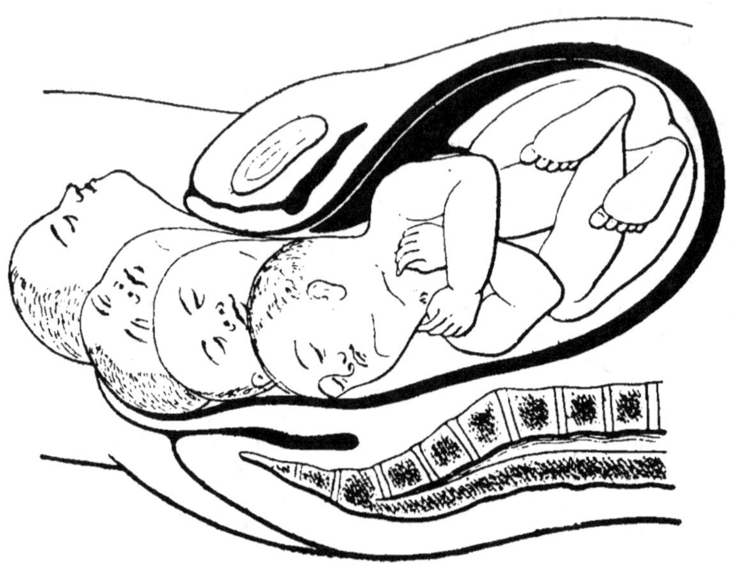

PRÉSENTATION DE LA FACE

en position M. I. G. P.

(Conduite analogue pour la position M. I. D. P.)

Le fœtus se présente par la face en MIGP, c'est-à-dire le menton tourné à gauche et en arrière; nous supposons que la présentation constitue la seule cause de dystocie, le bassin par exemple est bien conformé et le placenta normalement inséré.

Pendant la période de dilatation, si la tête est mobile au détroit supérieur, même conduite que celle indiquée (cas 27), si au contraire la tête est engagée la conduite de l'accouchement devra être purement expectante.

Il sera bon dans cette variété de présentation, de même que dans toutes les présentations dystociques, de faire pendant le travail garder à la femme la position horizontale sur le lit ou la chaise longue, sinon il y aura danger de rupture prématurée, ou si la rupture a lieu le liquide amniotique s'écoulera avec beaucoup plus de facilité, ce qu'il faut éviter.

C'est pendant la période d'expulsion que la surveillance active de l'accoucheur est indispensable, en effet, il faut à tout prix que la rotation du menton s'effectue en avant, car si elle a lieu en arrière, si la MIGP devient MS, l'accouchement est impossible (voir cas 30).

Il n'en est plus de même ici que pour le sommet, où l'accouchement peut se terminer soit en OP, soit en OS, quoique avec plus de difficulté dans ce dernier cas; — ici la MP n'est pas facultative, elle est indispensable. — Comment l'obtenir?

Aussitôt que la face appuie sur le périnée, que le menton a franchi l'épine sciatique, on rompra la poche des eaux si elle est encore intacte (il est entendu que la dilatation est complète depuis un certain temps), on introduira un doigt dans la bouche, et, au *moment des contractions utérines*, on attirera la bouche en avant, pour imprimer à la tête le mouvement de rotation qui doit transformer la MIGP en MP. — Une fois la mento-pubienne obtenue, on termine l'accouchement comme au cas 28.

Si les doigts ne suffisent pas pour imprimer cette rotation, on fera usage du forceps.

Enfin si la transformation en M P est impossible et si malgré tout la rotation se fait en MS, voir (cas 30) la conduite à tenir.

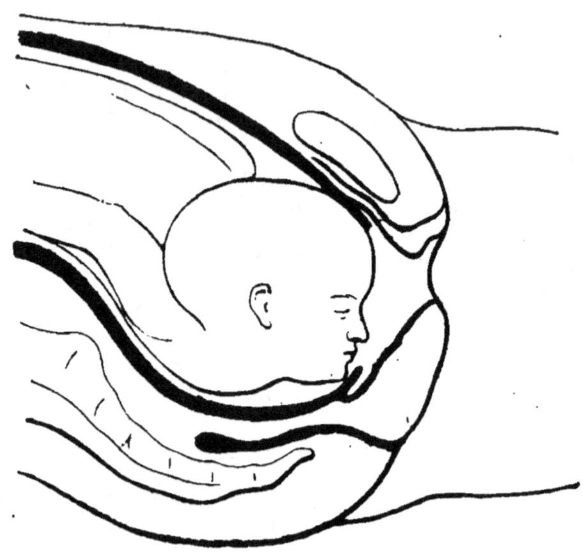

PRÉSENTATION DE LA FACE

en position M. S.

Quand, dans la présentation de la face, la rotation du menton se fait en arrière, et qu'une position MS est ainsi constituée, l'accouchement devient impossible, car pour qu'il eût lieu il faudrait que, le thorax restant au détroit supérieur qu'il ne peut franchir à cause de la présence de la tête dans le petit bassin, le menton vînt se dégager au périnée, de façon à permettre la sortie de la tête par flexion au niveau de la vulve; or la conformation du fœtus s'y oppose absolument, alors que la grossesse est à terme.

Quelle doit être la conduite de l'accoucheur en pareil cas?

Si l'enfant est mort, ce qui est d'ailleurs le cas le plus fréquent, il n'y a aucune hésitation à faire l'embryotomie à l'aide de l'embryotome céphalique combiné (voir sa description dans la 2ᵉ édition de mon traité d'accouchement, page 716). — La branche centrale sera introduite par un des orbites ou dans la partie la plus accessible du front et chacune des branches externes sera appliquée à la périphérie de la tête; le broiement terminé, l'extraction se fera sans difficulté.

Mais si l'enfant est vivant on pourra tenter de le sauver en procédant à une application de forceps et en essayant de faire tourner le menton en avant; bien que cette tentative ait peu de chances de réussite on y aura néanmoins recours, quitte à l'abandonner, si elle est impossible.

Avec les bons résultats qu'a récemment fournis la symphyséotomie dans les rétrécissements du bassin il y aurait peut-être lieu de la tenter dans le cas actuel quand l'enfant est vivant. — En augmentant notablement les dimensions du bassin elle permettrait peut-être la rotation alors qu'elle était impossible auparavant, ou l'extraction en mento-sacrée.

En tout cas, si l'extraction de l'enfant vivant est impossible, il faudra, sans attendre davantage, pratiquer l'embryotomie comme pour l'enfant mort, et en opérant de la même manière.

Une fois la tête extraite, la sortie du tronc ne présente pas de difficultés; elle s'accomplira comme avec une présentation normale de la face ou du sommet.

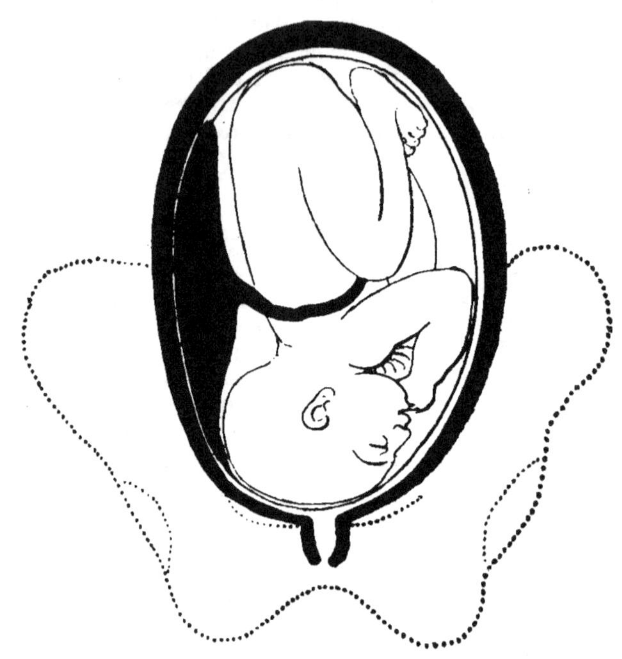

PRÉSENTATION DU FRONT

Conduite à tenir pendant la grossesse.

La présentation du front est intermédiaire à celle du sommet et à celle de la face ; la tête n'est pas suffisamment fléchie pour produire la première, ni assez défléchie pour aboutir à la seconde.

On pourra la constater pendant les derniers temps de la grossesse et c'est par le palper qu'on en fera le diagnostic.

— On sentira la tête au niveau du détroit supérieur amorcée et légèrement fixée dans ce détroit ; l'occiput se révèle au palper d'un côté par une saillie assez prononcée mais moins que dans une présentation de la face, et du côté opposé on trouve les éléments de la face, qu'on reconnait à leurs irrégularités ; il est parfois possible de sentir le maxillaire, inférieur.

Le dos occupe le même côté que l'occiput. — Cette constatation rendrait évidente l'erreur qu'on aurait pu faire en confondant la saillie de l'occiput avec celle du front, prenant ainsi un front pour un sommet, car le dos se trouve du côté opposé à celui du front.

La présentation du front existe donc et la grossesse est arrivée à son dernier mois ; si le travail se déclare dans ces conditions il aura lieu, soit en présentation du front, soit par transformation en présentation de la face ou du sommet.

Les chances de terminaisons par un accouchement favorable, c'est-à-dire par le sommet, sont donc faibles et mieux vaut ne pas s'en remettre au hasard.

Aussi, pendant la grossesse, à l'aide d'une ceinture eutocique munie, ainsi que je l'ai préconisé, de quatre coussins à air, on maintiendra le fœtus en bonne situation. — Après avoir fléchi la tête en appuyant sur l'occiput et en repoussant le dos du côté de la paroi utérine de manière à arquer tout le fœtus sur son plan antérieur ou sternal, on appliquera la ceinture et sur les quatre coussins on n'en gonflera que deux : celui qui est au voisinage de l'occiput du fœtus, et celui qui répond au siège. — On laissera cette ceinture jusqu'au travail et on ne l'enlèvera que lorsque la tête s'engagera.

Si malgré ces précautions la présentation du front persiste, voir au cas 32 la conduite à tenir.

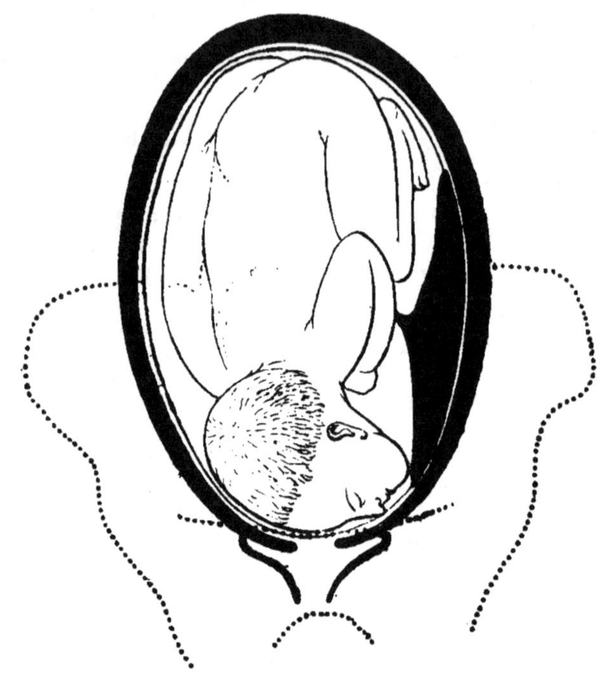

PRÉSENTATION DU FRONT EN M. I. G. T.

TRAVAIL. PÉRIODE DE DILATATION

(Même conduite pour une M. I. D. T.)

Pendant le travail, on reconnaîtra la présentation du front à ce que la fontanelle antérieure ou bregma se trouve au centre de la filière pelvienne ou dans son voisinage ; cette constatation lève tous les doutes que peut en certains cas laisser le palper.

L'accouchement, abandonné à lui-même, se terminera soit en front, soit en face, soit en sommet, suivant que la tête reste dans la même situation, se défléchit ou se fléchit.

L'accouchement par le front, même dans les cas heureux, est relativement pénible ; en tout cas, il expose davantage à la dystocie que celui de la face et à plus forte raison que celui du sommet. — Aussi, toutes les fois que la chose sera possible, devra-t-on, pendant la période de dilatation, s'efforcer de transformer la présentation du front en présentation du sommet, ou, si impossible, en présentation de la face.

Pour opérer cette transformation on agira différemment suivant que la poche des eaux est intacte ou rompue.

Poche des eaux intacte : manœuvre de Schatz, à travers la paroi abdominale ; — soulever le fœtus en le prenant par une ou les épaules ; — faire opérer la flexion de la tête par la main d'un aide qui appuie sur l'occiput ; — fixer la présentation réduite à l'aide d'une ceinture eutocique à quatre coussins, en gonflant les coussins en rapport avec l'occiput et le siège du fœtus.

Poche des eaux rompue :

1° Quand la dilatation est *suffisante* pour introduire la main dans l'utérus, aller empaumer l'occiput et fléchir la tête en l'abaissant (Baudelocque). — Si cette manœuvre est impossible, agir de même envers le menton et défléchir la tête pour amener une présentation de la face (Mme Lachapelle).

2° Lorsque la dilatation est *insuffisante* pour la pénétration de la main, on agira par manœuvres mixtes, c'est-à-dire que deux doigts introduits dans le vagin élèveront la partie fœtale de manière à la mobiliser, pendant que l'autre main abaissera l'occiput à travers la paroi abdominale.

Ces diverses manœuvres ne pourront être tentées, que lorsque la tête est encore au détroit supérieur, mobile ou mobilisable ; car, quand il y a engagement de la partie fœtale dans l'excavation, il devient à peu près impossible de l'exécuter ; voir en pareil cas la conduite à tenir au cas 34.

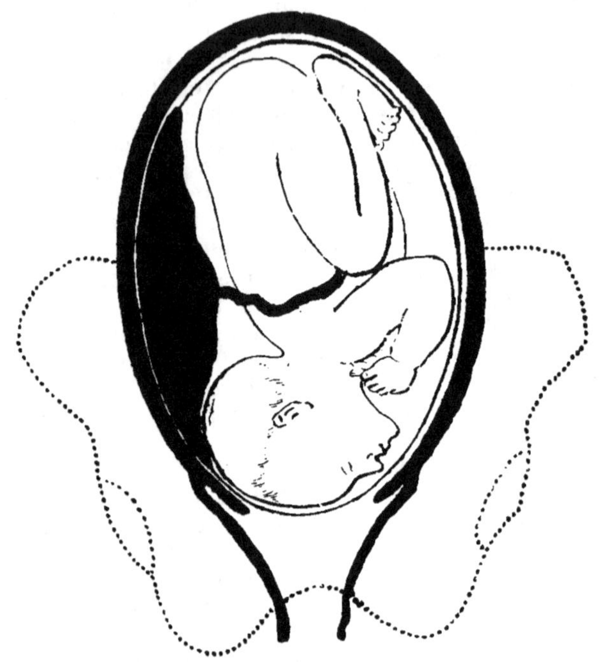

PRÉSENTATION DU FRONT

Tête au détroit supérieur en **M. I. G. T.**
Dilatation complète.

(Même conduite avec une **M. I. D. T.**)

———

La tête fœtale est au détroit supérieur en présentation du front, c'est-à-dire que la fontanelle antérieure ou bregma est accessible au centre de la filière pelvienne ou dans son voisinage ; soit une MIGT, mais la conduite serait la même avec une **MIDT**, et avec une mento oblique droite ou gauche, antérieure ou postérieure.

Quelle doit être la conduite de l'accoucheur ?

Mieux vaut intervenir, car si on abandonne l'accouchement à lui-même, à moins qu'il n'y ait transformation spontanée en sommet, l'accouchement se terminera en face ou en front, et, dans cette dernière alternative surtout, l'extraction peut devenir difficile, voire même impossible et aller jusqu'à nécessiter l'embryotomie céphalique.

Quelle devra être cette intervention ?

Le forceps ou la version ?

La version podalique par manœuvres internes sera préférable, quand la poche des eaux est encore intacte et la partie fœtale franchement mobile au détroit supérieur. — L'absence d'engagement rend en effet facile l'introduction de la main, d'autre part la présence du liquide amniotique facilite la recherche des pieds et l'évolution du fœtus, de telle sorte que l'intervention sera relativement bénigne et donnera de bons résultats pour la mère et l'enfant.

Mais quand, la poche des eaux déjà rompue depuis un certain temps, la partie fœtale commence à être fixée au détroit supérieur, la version devient difficile, elle expose parfois à la rupture de l'utérus ; aussi mieux vaut avec ces conditions recourir au forceps.

Pour appliquer le forceps, on tentera préalablement la transformation en sommet avec la main introduite dans l'utérus et empaumant l'occiput ; — si cette transforma-tion était impossible, on abaisserait le menton de manière à avoir une présentation de la face ; — la transformation opé-rée, on applique le forceps suivant les règles classiques pour la présentation et position obtenues, puis on procède à l'ex-traction.

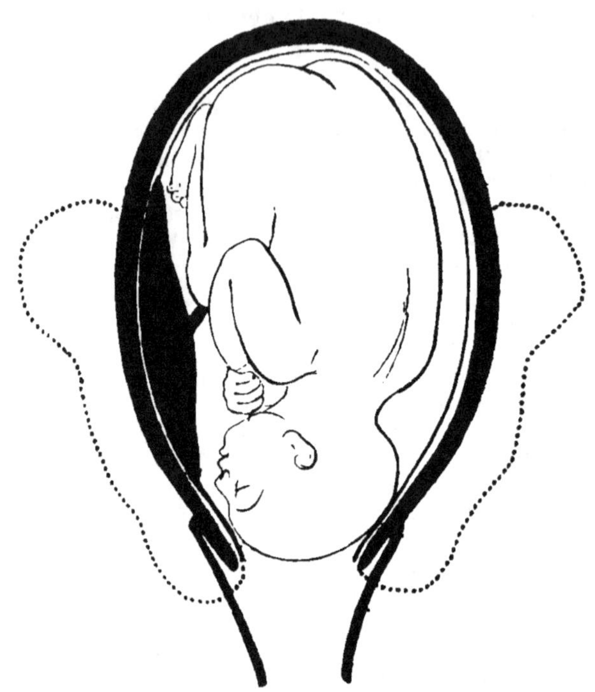

PRÉSENTATION DU FRONT
Tête au détroit moyen en M. I. D. T.
Période d'expulsion.

La tête s'est engagée dans l'excavation pelvienne en présentation du front ; elle arrivera au détroit moyen, c'est-à-dire au niveau des épines sciatiques qui constituent, avec la pointe du sacrum en arrière et la partie inférieure du pubis en avant, ce détroit. — La dilatation est complète. — La tête est supposée en MIDT, c'est-à-dire le menton à droite et transversalement. — Quelle est la conduite à tenir ?

Si la poche des eaux est intacte, mieux vaut la conserver telle jusqu'au moment où l'intervention deviendrait nécessaire ; cependant on pourra la rompre artificiellement si les contractions utérines sont languissantes, de manière à réveiller leur énergie.

Quand, sous l'influence de contractions utéro-abdominales, la partie fœtale avance petit à petit, bien que péniblement, l'indication est d'attendre et de laisser l'accouchement s'accomplir spontanément. — On prendra simplement les mêmes précautions que pour une présentation de la face ou du sommet, en soutenant le périnée et en réglant le mécanisme de la sortie fœtale (voir, pour ce mécanisme, mon *Traité d'accouchement*, 2ᵉ édit., page 257).

Mais si la partie fœtale ne progresse plus, si elle est restée deux heures stationnaire au même point de la filière pelvienne, ou si enfin les bruits du cœur fœtal font craindre pour l'existence de l'enfant, il faudra intervenir par une application du forceps.

Le *forceps* sera appliqué d'une bosse pariétale à l'autre, et si on emploie le forceps de M. Tarnier, ce qui est préférable en pareil cas, on se contentera de faire les tractions, en laissant la tête opérer, son mouvement de rotation dans le sens qu'elle voudra. — Si on emploie le forceps Levret, il faudra guider la rotation de la tête, ce qui sera parfois embarrassant, car le mécanisme ici n'est pas unique comme dans la présentation du sommet ou de la face ; toutefois, d'une façon générale, il sera préférable d'amener la racine du nez sous la symphyse pubienne, et de terminer à partir de ce moment en fléchissant la tête.

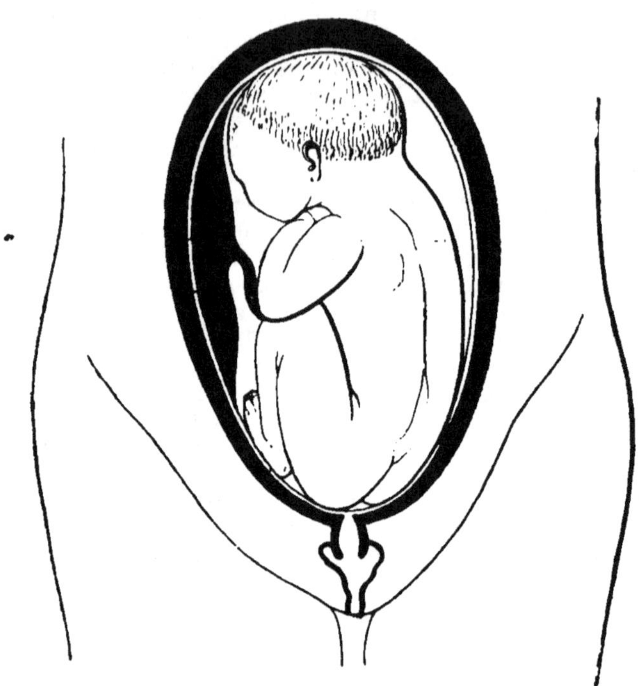

PRÉSENTATION

DU SIÈGE COMPLET, EN S. I. G. A.

Fin de la grossesse.

———

Le diagnostic de la présentation du siège se fait pendant les derniers temps de la grossesse, à l'aide du palper et du toucher, l'auscultation venant simplement confirmer les résultats fournis par les deux autres modes d'investigation.

Au palper on perçoit au niveau du détroit supérieur une

partie fœtale, plus volumineuse que la tête, inégale d'un côté
(côté des membres pelviens repliés sur eux-mêmes) relativement lisse et dure de l'autre côté (côté du sacrum), mais
moins lisse et dure que l'extrémité céphalique. — Au fond
de l'utérus, vers l'une ou l'autre corne utérine, la main rencontre une partie fœtale, dure, lisse, arrondie, mobile et
ballottante, séparée du tronc par un sillon très net ; entre
la tête et le siège se trouve le dos avec ses caractères
habituels.

Au toucher, partie fœtale élevée, située au niveau du
détroit supérieur, inégale, et présentant une série de saillies
et dépressions, dont on ne peut que mal se rendre compte
à travers les tissus maternels. — La partie fœtale n'est engagée avec une présentation du siège, que lorsqu'il s'agit
d'un siège décomplété mode de fesses.

A l'auscultation les bruits du cœur sont élevés et siègent
au-dessus de la ligne horizontale de l'ombilic.

Quand il existe une présentation du siège pendant les
derniers temps de la grossesse, l'indication est de faire la
version céphalique par manœuvres externes.

Cette opération doit être pratiquée un mois avant terme
environ chez les primigestes, et quinze jours chez les multi-
gestes.

La femme étant étendue sur un lit, la tête peu élevée,
par des manœuvres douces on abaissera la tête dans la direction du bassin en lui faisant suivre le plus court chemin ;
l'autre main agira en même temps sur le siège et lui impri-
mera un mouvement en sens contraire.

Quand la version est exécutée, on fixe le fœtus dans sa nouvelle attitude, soit à l'aide d'une ceinture eutocique, soit avec
un bandage de corps, maintenant deux coussins d'ouate
placés de chaque côté de l'utérus.

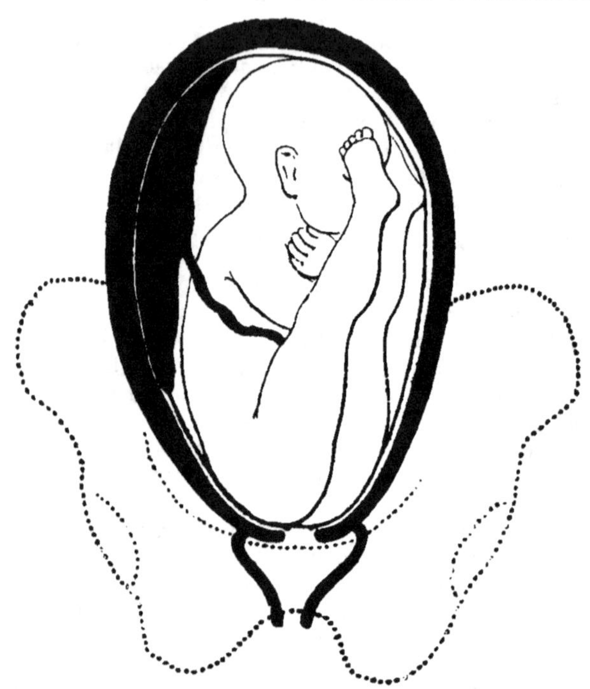

PRÉSENTATION DU SIÈGE
MODE DES FESSES

Travail. — Période de dilatation.
Partie fœtale au détroit supérieur.

Le fœtus se présente par le siège, soit en SIDP; les petits membres sont relevés le long du plan antérieur du fœtus, les pieds se trouvent au voisinage du menton ou de la face, la partie fœtale est engagée dans l'intérieur de l'excavation. — La femme est en travail, le col en voie de dilatation. — Quelle est la conduite à suivre ?

Il ne saurait plus être question de version céphalique par

manœuvres externes ou mixtes, car l'engagement de la partie en empêche la réussite ; toutefois quand l'engagement est faible, on peut tenter cette intervention par manœuvres externes si la poche des eaux est intacte, et par manœuvres mixtes si elle est rompue.

Mais le siége est engagé, la version impraticable ; que faire ?

Deux alternatives se présentent :

1° Ou abandonner l'accouchement à lui-même, se réservant d'intervenir, s'il y a nécessité, au moment de la période d'expulsion ;

2° Ou pratiquer l'abaissement préalable d'un pied, qui facilite singulièrement l'intervention ultérieure, si elle devient nécessaire.

Pour que cet abaissement soit possible, il faut que la poche des eaux soit rompue (on peut la rompre si on désire intervenir), que la dilatation du col soit suffisante pour admettre la main dans l'utérus et que le volume de la partie fœtale ou son degré d'engagement permettent la pénétration de la main sans trop de violence, de manière à ne pas exposer la femme à une rupture de l'utérus.

Une fois le pied abaissé et amené dans le vagin au voisinage de la vulve, on laissera l'accouchement se terminer spontanément, à moins que l'état du fœtus ne réclame, à un moment donné, une prompte intervention, auquel cas on procéderait à l'extraction.

Chez une multipare, alors que la poche des eaux est intacte, mieux vaut se résigner à l'expectation pendant la période de dilatation.

Chez une primipare, avec poche des eaux rompue, il serait préférable de procéder à l'abaissement préventif d'un membre inférieur.

Dans les cas mixtes, il est difficile de tracer une conduite mathématique ; cependant, d'une façon générale, mieux vaudra recourir à l'abaissement préalable d'un pied à cause de la facilité ultérieure pour l'accouchement que donne cette manœuvre.

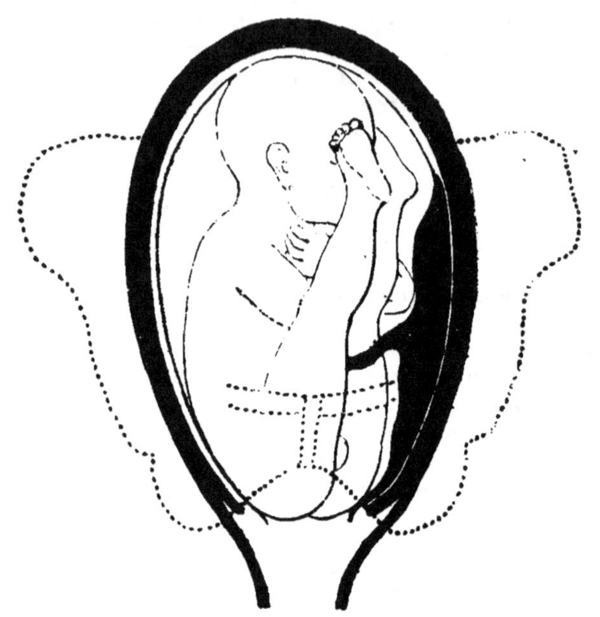

PRÉSENTATION DU SIÈGE
MODE DES FESSES

Partie fœtale engagée. — Période d'expulsion.

La situation et l'attitude générale du fœtus est la même que celle exposée au cas précédent 36, mais alors qu'au cas 36 le siège était libre au détroit supérieur, ici il est profondément engagé avec relèvement des petits membres pelviens le long du plan antérieur du fœtus. — La dilatation est complète, le travail en est arrivé à la période d'expulsion.

Quelle conduite tenir ?

Quand la poche des eaux est intacte, on se gardera de la rompre, à moins que cette rupture ne soit nécessitée par l'indication d'une intervention.

Lorsque, sous l'influence des contractions utéro-abdominale, la progression du fœtus se fait normalement, et que les bruits du cœur fœtal ne laissent aucune inquiétude sur sa vie, on abandonnera l'accouchement aux forces de la nature, en se comportant comme il sera indiqué au cas 38.

Mais si la partie fœtale est arrêtée pendant plus de deux heures au même point de la filière génitale, ou s'il y a modification des bruits du cœur fœtal, il faudra procéder à l'extraction de la façon suivante :

La femme étant placée en position vulvaire ou obstétricale, c'est-à-dire en travers du lit, on pourra procéder à l'extraction à l'aide de crochets, de lacs, du forceps, ou de l'abaissement d'un pied.

Les crochets métalliques sont dangereux pour le fœtus ; mais si le siège est assez proche de la vulve, on pourra saisir la cuisse antérieure, avec l'index, glissé en crochet dans le pli de l'aine ; on exercera des tractions au moment des douleurs.

Le lacs sera passé autour de la racine de la cuisse à l'aide d'un crochet spécial rappelant par sa configuration la sonde de Belloc ; les tractions sont ensuite opérées à l'aide du lacs.

Le forceps est appliqué d'un trochanter à l'autre ; mais son emploi n'est pas à conseiller, car il est dangereux pour le fœtus, et l'instrument dérape le plus souvent.

L'abaissement d'un pied se fait comme il a été indiqué au cas 36 : le pied abaissé, l'extraction s'effectue facilement.

On commencera par tenter l'abaissement d'un pied qui malheureusement n'est pas toujours possible ; si on échoue on aura recours soit au crochet digital, soit au lacs, soit exceptionnellement au forceps.

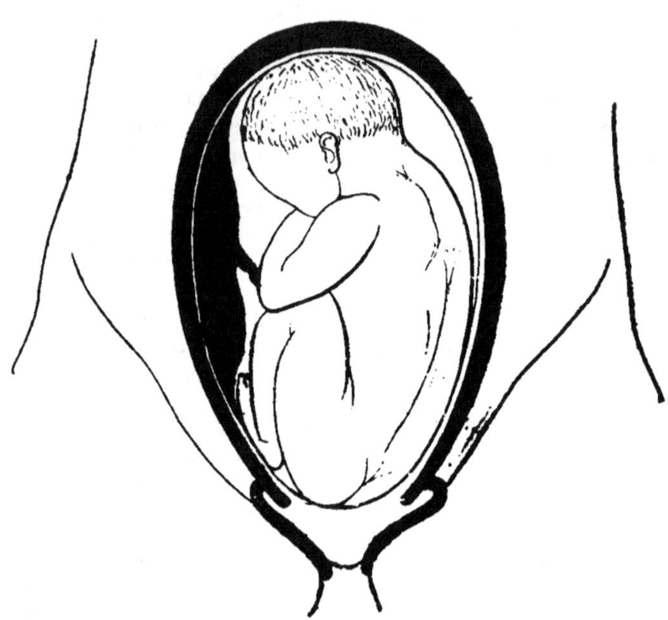

PRÉSENTATION DU SIÈGE COMPLET

Travail. — Période d'expulsion.

Le siège est complet, soit en SIGA; la conduite, sauf quelques détails, est d'ailleurs la même avec les autres positions.

Par le fait de l'attitude du fœtus, les pieds se trouvent à côté des fesses; les considérations qui suivent s'appliquent également au mode des genoux et des pieds, le mode des fesses fait seul exception (voir cas 36 et 37).

La dilatation est complète, le travail est par conséquent arrivé à la période d'expulsion. — Quelle doit être la conduite de l'accoucheur?

Si la poche des eaux est intacte, mieux vaut ne la rompre que lorsque la partie fœtale arrive au niveau de la vulve, à moins qu'il n'y ait indication d'intervenir.

La conduite de l'accoucheur est différente, suivant que l'accouchement est normal, ou qu'il y a au contraire indication d'intervention.

Or il **y** a indication d'intervention, — soit quand la partie fœtale est restée après la dilatation complète pendant deux heures — stationnaire au même point de la filière génitale, soit quand la vie du fœtus est en danger, ainsi que le révèle l'auscultation.

1° *Il n'y a pas indication d'intervention* — au moment où le siège arrive au voisinage de la vulve, placer la femme en travers du lit, le siège appuyant sur un plan résistant ; maintenir le périnée et la partie fœtale, comme s'il s'agissait d'une présentation du sommet ; — aussitôt le siège sorti, ménager une anse au cordon, pour éviter des tiraillements, diriger le fœtus de telle sorte que sa colonne vertébrale soit en rapport avec une des branches ischio-pubiennes de la mère ; — faire pendant toute la sortie du fœtus appuyer sur le fond de l'utérus par un aide, afin d'éviter le relèvement des bras et la déflexion de la tête ; — dégager d'abord l'épaule antérieure puis la postérieure (s'il y a relèvement des bras, voir cas 39) ; — dégager la tête ainsi qu'il sera indiqué au cas 40.

2° *Il y a indication d'intervention.* — Après avoir rompu la poche des eaux si elle était intacte, abaisser les deux pieds du fœtus, ce qui est fait sans difficulté, et terminer ensuite l'extraction ainsi qu'il vient d'être dit. — (Pour les difficultés, voir cas 39, 40, 41.)

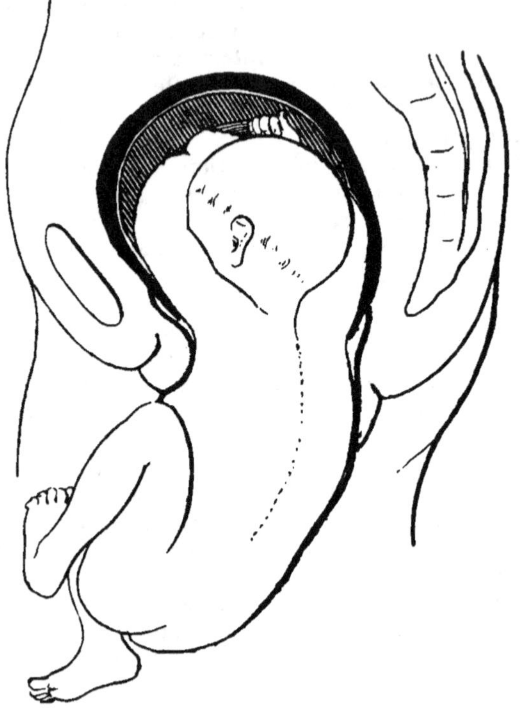

PRÉSENTATION DU SIÈGE

Sortie du tronc. — Relèvement des bras.

Le siège du fœtus, l'abdomen et une partie du thorax sont sortis de la vulve, mais la partie supérieure du thorax, *les bras relevés*, et la tête restent dans l'intérieur des organes génitaux.

Si on veut terminer l'accouchement, il faut commencer par

abaisser les bras relevés, et se garder surtout d'attirer le fœtus en bloc avec l'espoir que les bras et la tête viendront simultanément. — En agissant de la sorte on ne ferait que produire l'enclavement de la tête flanquée des bras, enclavement susceptible de rendre l'extraction impossible.

Le relèvement des bras se fait ordinairement le long du plan antérieur du fœtus, exceptionnellement le long du plan postérieur; — il faut être averti de la possibilité de ces deux mécanismes, alors qu'on opère l'abaissement.

L'intervention est différente, suivant que la tête est au détroit supérieur ou engagée dans la filière pelvienne.

1° *Tête dans la filière pelvienne.* — Le bras le plus accessible est le postérieur; c'est par lui qu'on commence le dégagement. Le tronc du fœtus étant fortement soulevé, on introduit dans les organes génitaux les trois premiers doigts de la main homonyme du bras relevé, on saisit l'humérus parallèlement à sa direction, et on abaisse le bras en lui faisant suivre la face et le sternum, en faisant *moucher le fœtus* (Pajot).

Le bras postérieur étant dégagé, on repousse le corps du fœtus en arrière, de manière à libérer la partie antérieure de la vulve, et on procède à l'abaissement du bras antérieur d'après les mêmes principes.

2° *Tête au détroit supérieur.* — Le dégagement des bras se fera d'après les mêmes règles; seulement, au lieu de commencer par le bras postérieur, on s'adressera à l'antérieur, qui est le plus facilement accessible.

D'une façon générale il faut toujours commencer par le membre le plus aisé à dégager, car aussitôt qu'un bras est dégagé, celui qui reste est relativement plus facile à abaisser.

Dans le cas où l'abaissement le long du plan antérieur est impossible, on l'essaye le long du plan postérieur, car cette impossibilité indique le relèvement en sens contraire de celui où il se fait d'habitude.

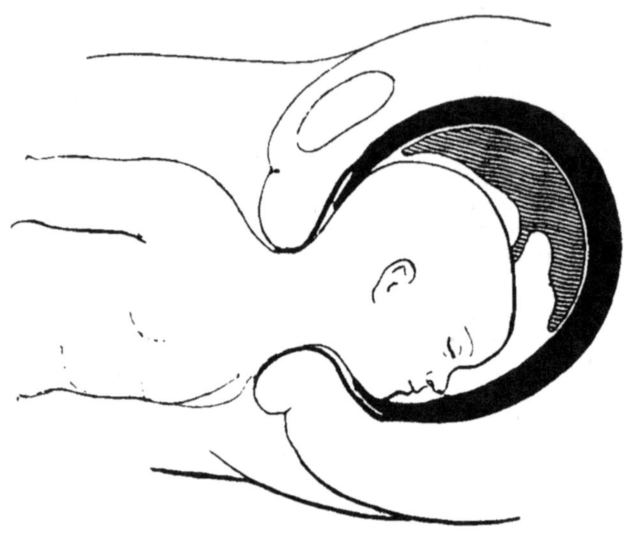

PRÉSENTATION DU SIÈGE

Tête engagée. — Dégagement de la tête dernière.

Le tronc, y compris les bras, est complètement sorti des organes génitaux, la tête seule n'est pas encore au dehors ; comment procéder à son dégagement ?

Deux cas absolument distincts peuvent se présenter :

Ou la tête est engagée dans la filière pelvienne, ce qu'elle ne peut faire qu'en se fléchissant ;

Ou elle est maintenue défléchie au détroit supérieur.

Nous examinerons ici le premier cas, réservant la seconde alternative pour le cas suivant, 41.

Quand la tête arrive bien fléchie sur le plancher pelvien la face tournée en arrière et l'occiput accroché sous la symphyse pubienne, il suffit de relever le tronc du fœtus pour obtenir le dégagement spontané de l'extrémité céphalique ; on arrive encore au même résultat en brusquant le mouvement c'est-à-dire en portant violemment en haut tout le tronc du fœtus (manœuvre de Prague).

D'une façon générale, et quel que soit le cas, il vaut mieux procéder au dégagement de la tête par une méthode plus sûre et susceptible de s'appliquer à tous les cas, par la *manœuvre de Mauriceau.*

Manœuvre de Mauriceau.

1° Introduire l'index de la main droite dans la bouche, quelle que soit sa position, postérieure, antérieure ou latérale ; si la position est telle que l'introduction de l'index droit est impossible, faire usage de l'index gauche.

2° Appliquer l'autre main à cheval sur le cou du fœtus entre l'index et le médius, le corps du fœtus étant couché sur l'avant-bras, qui correspond à cette main.

3° Ramener la bouche en arrière, si elle ne s'y trouve pas préalablement.

4° Dégager la tête en lui imprimant un mouvement de charnière autour du sillon occipito-cervical, ce sillon correspondant exactement à la partie inférieure de la symphyse pubienne.

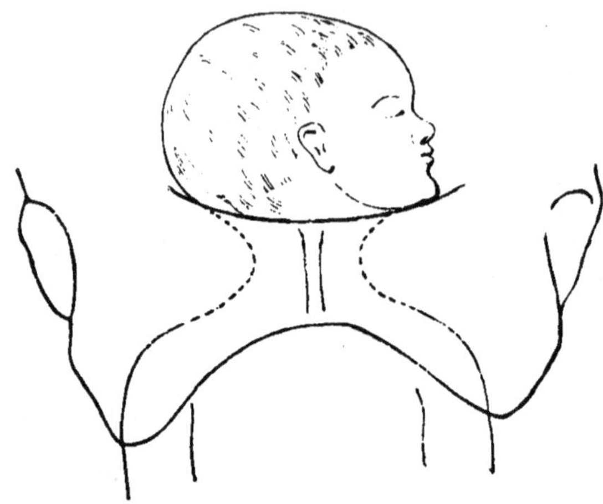

PRÉSENTATION DU SIÈGE
DÉGAGEMENT DE LA TÊTE DERNIÈRE,
retenue au détroit supérieur.

Le tronc est expulsé plus ou moins complètement des organes génitaux, mais la tête arrêtée soit par un rétrécissement pelvien, soit par sa déflexion qui a accroché le menton au rebord pelvien, se trouve maintenue au détroit supérieur.

Cette situation élevée de la tête empêche le dégagement bien complet des épaules au niveau de la vulve, ce qui gêne l'intervention déjà difficile.

Examinons comment il est possible d'extraire la tête ainsi arrêtée au détroit supérieur. — La cause la plus connue étant le rétrécissement pelvien dans le sens antéro-postérieur, c'est-à-dire du promontoire au pubis, c'est ce cas que je vais prendre comme type.

Voici la manœuvre à exécuter, telle que je l'ai décrite dans mes « Travaux d'obstétrique » (tome III, p. 73). — (La tête est supposée transversale, ce qui est la règle.)

1° Fléchir la tête autant que possible à l'aide de la manœuvre de Mauriceau (voir pour cette manœuvre le cas précédent, 40), secondée au besoin par quelques pressions sur l'occiput.

2° Imprimer un léger mouvement de rotation, qui dirige en partie la face vers la grande échancrure sacro-sciatique.

3° Exercer un mouvement de pompe céphalique, qui abaisse successivement l'une et l'autre bosse pariétale.

4° Faire exprimer la tête par un aide, au niveau de la région fronto-pariétale, dans la direction d'une ligne qui, partant d'un point intermédiaire entre l'ombilic et le pubis, gagnerait la partie inférieure de la concavité sacrée.

« Bref.

a. Il faut attirer la tête (traction par l'accoucheur) *en la fléchissant* ;

En la tournant légèrement (face en arrière);

En lui imprimant un mouvement de pompe (céphalique et bipariétal).

b. Il faut comprimer la tête (compression par un aide) dans la direction de la partie inférieure du sacrum.

Si l'extraction est impossible de la sorte, il ne reste plus que l'embryotomie de la tête dernière, à moins qu'on ne tente la symphyséotomie au cas où le fœtus serait vivant et où tout aurait été préparé d'avance pour l'exécution de cette opération.

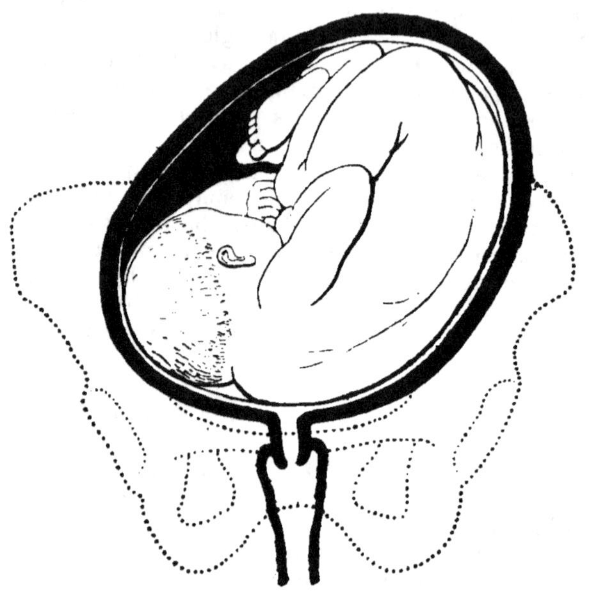

PRÉSENTATION DU THORAX

GROSSESSE

—

Dans la présentation du thorax c'est en général l'une ou l'autre épaule, qui arrive au contact de l'orifice utérin, d'où la dénomination de présentation de l'épaule, qu'on lui substitue souvent.

Or la présentation de l'épaule, pour parler le langage habituel, peut exister pendant la grossesse aussi bien que pendant le travail.

Pendant la grossesse, elle se diagnostique par le palper et accessoirement par l'auscultation et le toucher.

Au palper on trouve la tête fœtale dans une des fosses iliaques, le tronc s'étend obliquement du détroit supérieur vers la corne utérine voisine.

A l'auscultation les bruits du cœur sont au-dessous de l'ombilic, au voisinage de la ligne médiane.

Au toucher l'excavation est libre et on arrive difficilement sur la partie fœtale, dont les caractères sont peu nets.

Quand pendant la grossesse on constate une présentation de l'épaule, il est indispensable de la transformer par manœuvres externes en présentation du sommet.

Le moment opportun est environ un mois avant le terme chez la primigeste et 15 jours chez la multigeste.

L'opérateur se place du côté droit de la malade et pendant qu'avec une main il appuie sur la tête fœtale pour l'amener au niveau du détroit supérieur, avec l'autre il relève le tronc du fœtus pour éloigner le thorax de l'aire du détroit supérieur.

Une fois le fœtus placé en bonne situation, il faut le fixer à l'aide d'une ceinture eutocique à 4 coussins, en gonflant les 2 coussins qui correspondent à l'ancienne situation du siége et de la tête. — A défaut de ceinture on pourra employer un bandage de corps, sous lequel on glissera un coussinet de ouate au niveau de la fosse iliaque anciennement occupée par la tête fœtale.

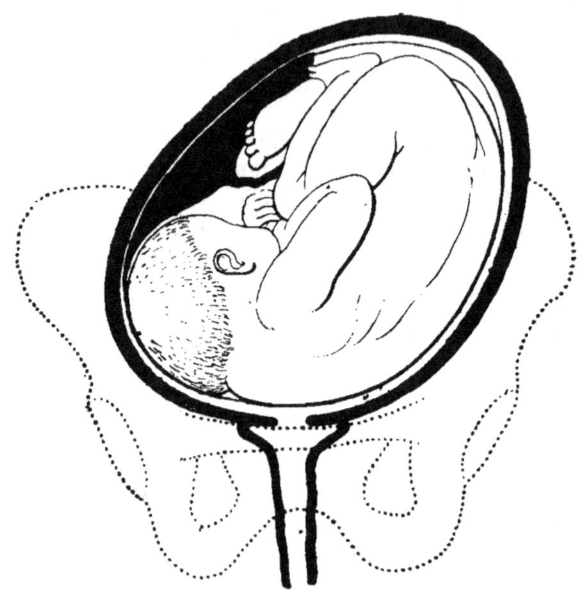

PRÉSENTATION DU THORAX

Travail. — Période de dilatation.

Appelé auprès d'une femme en travail, on constate une présentation du thorax, variété épaule, qu'on reconnaît aux signes suivants ;

Palper : tête fœtale dans une des fosses iliaques, le tronc s'étend du détroit supérieur jusqu'au niveau d'une des cornes utérines.

Auscultation : Bruits du cœur fœtal au-dessous de l'ombilic, au voisinage de la ligne médiane.

Toucher :

Poche des eaux intacte : on peut sentir un des segments du membre supérieur et parfois au-dessus de lui le gril costal.

Poche des eaux rompues : les mêmes parties peuvent être senties avec plus de netteté, et il est en outre possible d'amener le bras dans le vagin et de compléter ainsi le diagnostic de la présentation et de la position.

Quel que soit le degré de dilatation, l'intervention immédiate est la meilleure ; elle consiste à modifier la présentation vicieuse ; le mode opératoire variera suivant les circonstances.

1° *La poche des eaux est intacte.* — On tentera la version céphalique par manœuvres externes dans l'intervalle des contractions utérines. — Toutefois si la version externe est impossible, mieux vaut avec des membranes intactes attendre leur rupture ou la dilatation complète, c'est le seul cas où il y ait lieu de contrevenir à la règle de l'intervention immédiate.

2° *La poche des eaux est rompue.* — Si la dilatation est suffisante pour permettre l'introduction de la main dans l'utérus, on pratiquera la version podalique par manœuvres internes et on abandonnera ensuite l'accouchement aux forces naturelles. — Si la dilatation est insuffisante, on fera la version céphalique ou pelvienne par manœuvres mixtes, suivant qu'on aura plus de facilité à exécuter l'une ou l'autre, et la version opérée, on laissera l'accouchement se terminer spontanément, à moins que l'indication d'une nouvelle intervention ne surgisse dans le cours du travail.

Pour la conduite à tenir à la dilatation complète, voir le cas suivant 44.

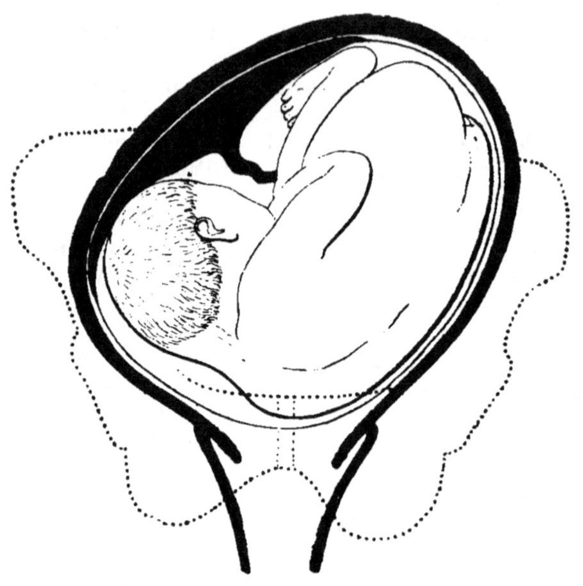

PRÉSENTATION DU THORAX

Période d'expulsion.

Le fœtus se présente par le thorax, variété épaule droite ou gauche; la dilatation est complète, la poche des eaux intacte ou rompue.

Le diagnostic de la présentation et de la position se fait par le palper, par l'auscultation et le toucher (voir cas 42 et 43).

L'intervention s'impose immédiate et consiste à faire la version podalique par manœuvres internes.

Il faut en effet à tout prix intervenir, car si on laisse l'accouchement continuer avec cette présentation vicieuse, le thorax va s'engager dans l'excavation pelvienne (voir le cas suivant 45), la version deviendra alors impraticable et pour terminer l'accouchement, il faudra avoir recours à l'embryotomie.

La *version podalique par manœuvres internes* s'accomplira de la façon suivante :

La femme étant autant que possible anesthésiée, car l'anesthésie a le double avantage d'éviter la souffrance à la femme et de rendre plus facile la tâche de l'accoucheur, on la place en travers du lit, en position vulvaire ou obstétricale, chacune des jambes étant confiée à un aide.

Placer un lacs sur le bras procident.

La main droite, soigneusement aseptisée ainsi que le bras, est introduite dans les organes génitaux, et pénètre, après rupture de la poche des eaux, si cette poche était encore intacte, dans l'intérieur de la cavité utérine.

On cherche les pieds et, après les avoir saisis, on les attire dans la direction du vagin.

Pendant l'introduction de la main droite, la gauche doit être placée sur le fond de l'utérus.

L'introduction de la main, de même que l'évolution, doit se faire dans l'intervalle de contractions utérines.

Aussitôt l'évolution faite, c'est-à-dire quand le siège arrive à l'orifice utérin, on procède à l'extraction comme avec une présentation du siège (voir cas 38).

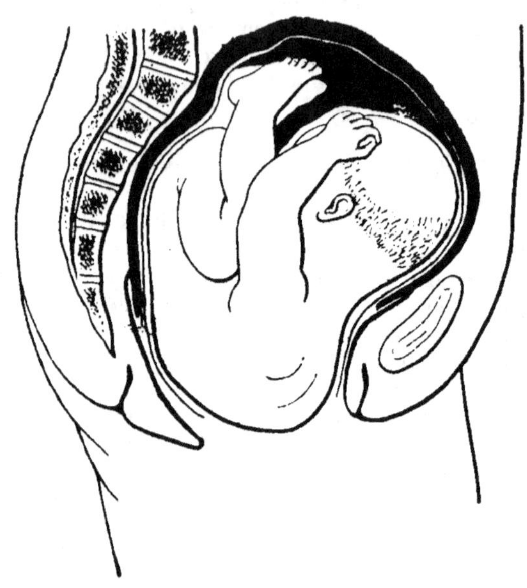

PRÉSENTATION DU THORAX

Période d'expulsion.

VERSION CONTRE-INDIQUÉE

———

Au cas 44 il a été vu que pendant le travail, à la dilatation complète, il n'y avait qu'un moyen de terminer l'accouchement tout en sauvant la vie de l'enfant, ce moyen est la version podalique par manœuvres internes.

Or, il se peut que cette version soit contre-indiquée et qu'il faille terminer autrement l'accouchement. — Voyons donc les contre-indications et la manière d'agir quand elles existent.

La version interne est contre-indiquée, quand l'engagement de la partie fœtale, et la rétraction de l'utérus sont tels qu'il y a, soit impossibilité à l'introduction de la main dans l'utérus, soit impossibilité à faire évoluer le fœtus qui se trouve emprisonné par la tétanisation utérine. — En pareil cas mieux vaut renoncer à pratiquer la version, qui expose par trop de violence à la rupture de l'utérus ; il est en particulier deux cas où il faudra promptement laisser de côté la version :

Alors que l'enfant est mort ;

Alors que le degré de rétrécissement pelvien ne permet pas de l'extraire vivant.

La version ne pouvant être faite et ne devant pas dans l'intérêt de la mère être tentée davantage, le seul moyen de terminer l'accouchement est l'embryotomie, qui se fera différemment, suivant que le cou est facilement ou difficilement accessible.

Si le cou est facilement accessible, après l'avoir saisi avec une main, de l'autre on le sectionnera à l'aide des grands ciseaux de Dubois ; — après quoi on extraira successivement le tronc, en tirant sur le bras procident, puis la tête en allant accrocher le maxillaire inférieur.

Quand le cou est difficilement accessible, c'est en général que le thorax ou l'abdomen occupent, par le fait même de l'engagement fœtal, l'aire du détroit supérieur ; — en pareil cas, au lieu de la section du cou il est préférable de faire l'éviscération (voir cas 46).

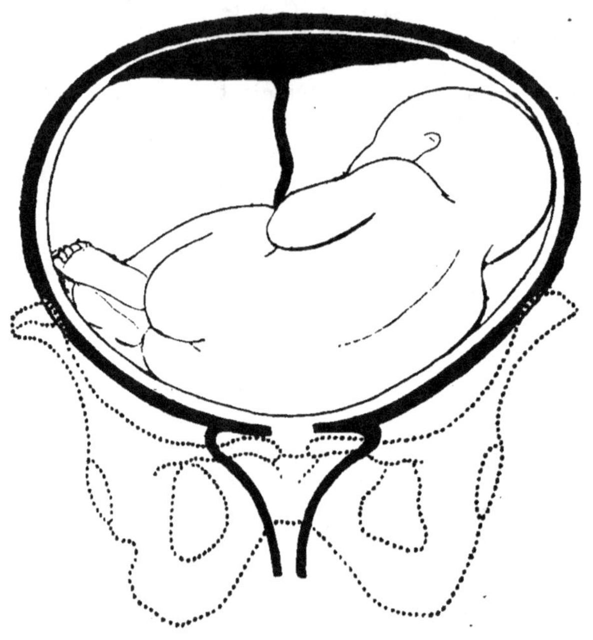

PRÉSENTATION DE L'ABDOMEN

(Grossesse et accouchement.)

La présentation de l'abdomen est excessivement rare ; aussi la plupart des traités d'accouchements la passent-ils sous silence ; néanmoins, comme on peut avoir à la traiter, il importe d'en tracer ici la thérapeutique.

La présentation de l'abdomen se reconnait à la position transverse du fœtus dans l'utérus, le siège se trouvant dans une fosse iliaque et la tête dans le flanc opposé.

Au toucher, alors que la dilatation permet d'arriver sur la partie fœtale, on sent — soit la région ombilicale avec l'insertion du cordon, — soit les flancs, région molle, entourée par deux rebords osseux, les côtes et le bassin, — soit la région lombaire, qui se reconnaît plutôt à ses caractères négatifs.

Quand une présentation de l'abdomen est constatée *pendant la grossesse*, même conduite que pour une présentation du thorax (voir cas 42).

Au moment du travail la conduite est la même que pour une présentation du thorax pendant la période de dilatation (voir cas 43), ou pendant la période d'expulsion, alors que la version podalique par manœuvres internes est possible (voir cas 44), mais si la version est contre-indiquée, la thérapeutique change, car ici l'embryotomie par section du cou est impraticable, cette partie du fœtus est en effet trop éloignée pour être accessible; il faut pratiquer l'*éviscération* ou la *rachitomie*.

L'*éviscération* consiste à ouvrir l'abdomen à l'aide des ciseaux de Dubois, et à enlever avec la main les viscères abdomino-thoraciques; le fœtus ainsi vidé, la main trouve la place suffisante pour saisir les pieds et faire la version.

La *rachitomie* est la section de la colonne vertébrale à l'aide d'un instrument, les ciseaux de Dubois, par exemple; elle se fait dans le cas de présentation de la région lombaire. — La rigidité du rachis s'oppose en pareil cas à l'évolution du fœtus; la rachitomie, en détruisant cette rigidité, rend en général cette évolution possible, sinon on compléterait l'opération par l'éviscération.

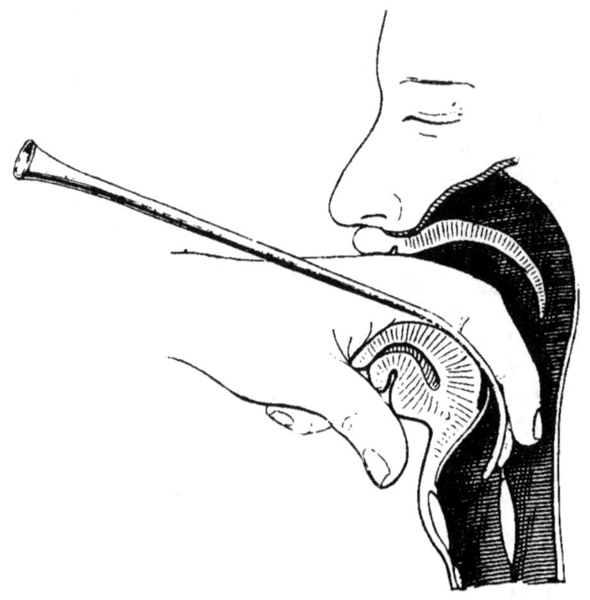

MORT APPARENTE DU NOUVEAU-NÉ
(Respiration artificielle.)

Dans l'état de mort apparente, l'enfant, qui vient de naître, semble privé de vie, et cependant cet état n'est qu'apparent, puisque avec des moyens spéciaux il peut être rappelé à l'existence.

Chez un enfant qui ne respire pas, l'état de mort apparente se reconnaît à la persistance des battements cardiaques, quelle que soit leur faiblesse. — Quand le cœur ne bat plus, la mort est réelle. — Seulement il est des cas où ces battements sont si faibles qu'ils sont à peine perceptibles dans ces exemples, douteux se comporter comme s'ils existaient nettement.

En cas de mort apparente, les trois meilleurs moyens à employer et à combiner sont :

la respiration artificielle ;
les bains chauds et froids ;
les frictions cutanées.

Je passe sous silence les autres moyens préconisés, qui pour la plupart sont inutiles et en tout cas inférieurs aux précédents.

1° La respiration artificielle se fait au mieux avec le tube Chaussier (voir la figure ci-jointe), pourvu qu'on en ait l'habitude ; l'enfant étant couché sur un oreiller, à la hauteur d'une table ordinaire après avoir avec le doigt débarrassé l'arrière-gorge des mucosités qui l'encombrent, on enfonce sous la direction de l'index le tube jusque dans le larynx, où on le fait pénétrer de deux centimètres environ. — Puis obturant l'entrée du larynx avec l'index qui a servi à introduire l'instrument, on souffle avec la bouche de l'air en quantité suffisante pour bien distendre la cage thoracique ; les insufflations sont répétées de 20 à 30 fois à la minute.

2° En même temps qu'on pratique la respiration artificielle, et sans enlever le tube Chaussier, on plonge l'enfant alternativement dans un bain chaud à 45 degrés et froid à 20 degrés ; on le laisse un peu plus longtemps dans le bain chaud que dans le froid, pour lequel on se contente d'une simple immersion.

3° Enfin on frictionne les membres, et surtout toute la colonne vertébrale avec une flanelle ou un mouchoir imbibé d'alcool.

Sous l'influence de ces trois moyens combinés on sent les battements cardiaques devenir plus forts, la respiration s'établir ; il ne faudra les cesser que quand les mouvements respiratoires semblent tout à fait normaux.

7

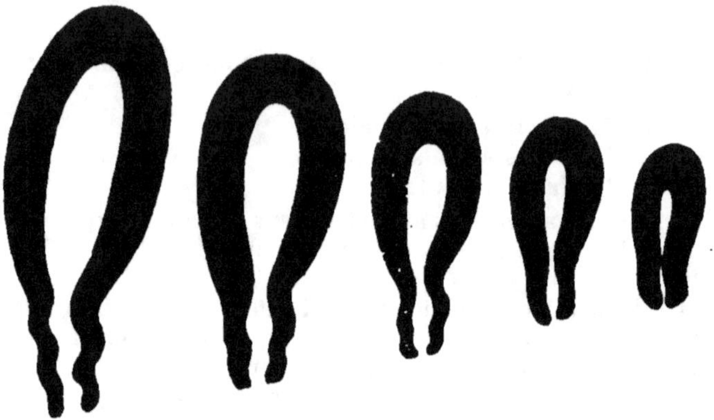

POSTPARTUM

(Régression utérine.)

Par *postpartum* ou *suites de couches* on désigne la période de temps qui, consécutive à l'accouchement, est nécessaire au système génital pour revenir à son état normal.

L'utérus met en général *trois mois* pour opérer complètement sa régression ; — toutefois au bout d'un mois et demi, moment auquel survient d'habitude le retour de couches, cette régression est très avancée, de telle sorte que la seconde moitié du postpartum a bien moins d'importance que la première ; — on pourrait appeler *grand postpartum* la première, et *petit postpartum* la seconde.

A la suite de l'accouchement, les femmes délicates doivent garder le lit pendant trois semaines, les femmes de constitution moyenne une quinzaine de jours, nombre de femmes vigoureuses, de paysannes, restent couchées huit jours et même moins sans qu'il en résulte d'inconvénients, mais ce laps de temps est en général considéré comme insuffisant.

Quand la femme commence à se lever ou à marcher, il est bon de soutenir la paroi abdominale à l'aide d'une ceinture appropriée ou simplement d'un bandage de corps.

Une injection à l'acide phénique au centième doit être pratiquée dans le vagin régulièrement tous les matins, tant qu'il y a de l'écoulement ; elle a pour but de débarrasser le vagin de son contenu, et d'éviter les phénomènes de décomposition qui pourraient s'y produire sans cette précaution ; pendant les premiers jours du postpartum on fera en outre deux à quatre toilettes vulvaires par vingt-quatre heures comme simple mesure de propreté.

On pourra dès les premiers jours du postpartum reprendre l'alimentation ordinaire, la diète qu'on ordonnait autrefois est nuisible à l'accouchée et ne saurait être indiquée qu'en cas de fièvre.

Les garde-robes devront être attentivement surveillées, on les provoquera à l'aide de lavements si la femme allaite, et de laxatifs buccaux dans le cas contraire ; s'il n'y a pas allaitement, il est bon de donner un purgatif le troisième jour après l'accouchement, au moment de la montée laiteuse.

Les relations sexuelles ne devront être reprises qu'après le retour de couches, c'est-à-dire sept semaines environ après l'accouchement.

Au moment du retour de couches, l'écoulement sanguin étant parfois abondant, il sera bon que la femme observe pendant ce temps un repos relatif, et qu'au besoin elle reste étendue sur une chaise longue ou dans son lit.

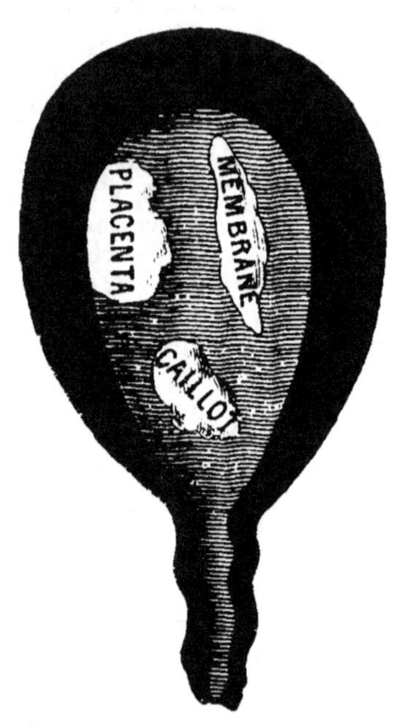

TRANCHÉES UTÉRINES

On désigne sous le nom de tranchées des coliques parfois très intenses, qui surviennent pendant les deux ou trois jours consécutifs à l'accouchement, le plus ordinairement chez les multipares, et qui sont dues à des contractions douloureuses de l'utérus.

Les tranchées, au point de vue pathogénique, sont de deux sortes, — les unes *symptomatiques* sont produites par la rétention d'un fragment de membrane, de placenta ou simplement d'un caillot sanguin ; — les autres *idiopathiques* existent malgré la parfaite vacuité de l'utérus.

Si cette distinction est possible en théorie, elle ne l'est guère en pratique, ce qui est fâcheux, car avec des tranchées symptomatiques l'évacuation artificielle de l'utérus serait indiquée, alors que les calmants s'appliqueraient seuls aux tranchées idiopathiques. — Aussi, comme l'évacuation de l'utérus qui nécessite au moins une injection, sinon le curage, est une intervention mal acceptée par la femme, aura-t-on simplement recours aux calmants, qui d'ailleurs suffisent dans la généralité des cas.

Comme traitement préventif on a proposé le nettoyage de l'utérus, de suite après la délivrance soit avec la main, soit avec une injection intra-utérine antiseptique, mais comme ces moyens ne sont pas inoffensifs, comme très souvent ils n'empêchent pas les tranchées, ils sont peu employés pour ce but spécial.

Le meilleur calmant est l'opium, donné soit en lavement de laudanum (Sydenham) 10 à 30 gouttes par vingt-quatre heures, soit en injections sous-cutanées de morphine.

D'autres moyens ont été également proposés en grand nombre, je citerai les principaux auxquels on peut avoir recours avec succès (dose par 24 heures).

Cataplasme chaud sur l'hypogastre avec ou sans laudanum.

Massage et électricité.

Antipyrine . . . .   2 à 4 grammes.
Hydrate de chloral. Lavement de . . .   2 à 4 grammes.
Teinture de viburnum prunifolium à 1/2   20 à 100 gouttes.
Inhalations de chloroforme ou d'éther .

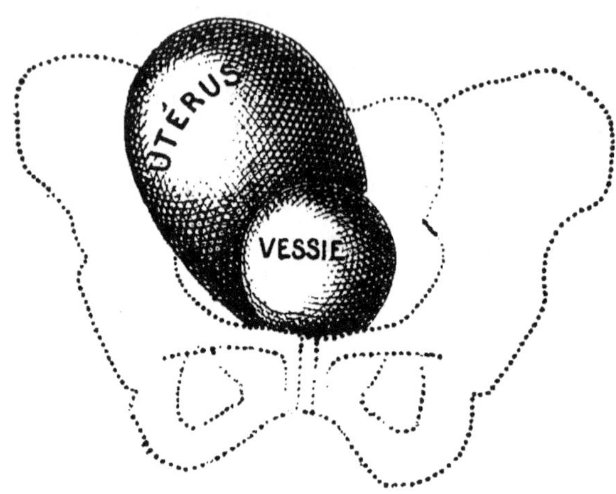

RÉTENTION D'URINE DU POSTPARTUM

La miction doit être attentivement surveillée pendant le postpartum, car la rétention d'urine complète ou incomplète y est fréquente, et elle gêne l'involution utérine tout en exposant aux hémorragies.

Tous les jours pendant la première semaine il faut palper l'abdomen de l'accouchée pour se rendre compte de la situation du fond de l'utérus, qui doit être :

le 1er jour,   au niveau de l'ombilic
   2°   —   1 centimètre au-dessous
   3°   —   2   —
   4°   —   3   —
   5°   —   4   —
   etc.

Cette descente de un centimètre par jour ne s'applique qu'à la première semaine, ensuite elle se fait plus lentement.

Si le fond de l'utérus n'est pas dans sa position normale, si surtout il est dévié latéralement, le plus souvent du côté droit, il faut penser à la rétention d'urine.

Si la rétention est *complète*, le diagnostic en est facile, il suffit de s'enquérir du moment de la dernière miction; mais si elle est *incomplète* elle exige une recherche plus attentive; en pratiquant le toucher vaginal on trouvera en avant de l'utérus une tumeur fluctuante qu'on sentira en combinant la palpation abdominale au toucher; d'ailleurs en cas de doute le cathétérisme, qui, fait avec les précautions antiseptiques, est sans inconvénient, viendra confirmer ou infirmer le diagnostic.

Que la rétention soit complète ou incomplète, mais surtout quand elle est complète, il faut pratiquer le cathétérisme évacuateur deux ou trois fois par jour, en général deux fois suffisent, et le continuer jusqu'à ce que la malade urine complètement et sans difficulté, ce qui ne se fait guère attendre plus de deux ou trois jours.

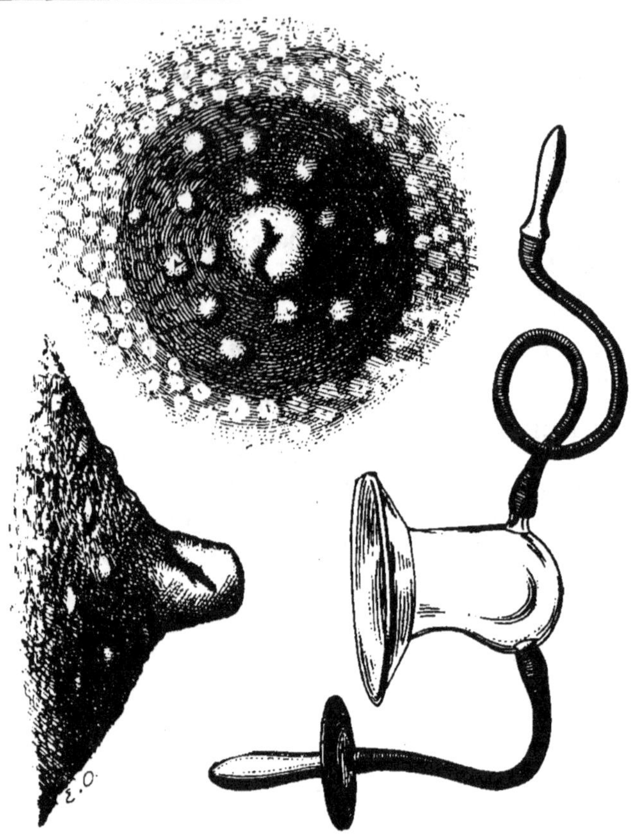

GERÇURES DU SEIN

Les gerçures du sein sont des complications de l'allaitement ; elles sont constituées par des excoriations susceptibles de se transformer en petites plaies, et siégeant à la surface ou à la base du mamelon.

Les gerçures ont un double inconvénient, elles sont extrêmement douloureuses, à tel point qu'elles constituent un véritable obstacle pour l'allaitement; de plus, elles exposent la femme aux dangers de la septicémie locale, c'est-à-dire à la lymphangite mammaire et aux abcès du sein.

Le traitement de ces gerçures est *préventif* et *curatif*.

Préventif : pendant le dernier mois de la grossesse il faut, à l'aide d'eau-de-vie pure ou mélangée d'eau, ou encore avec une solution de bichlorure de mercure au 1/2000, laver tous les matins le mamelon, et exercer en même temps des tractions sur lui de manière à le former et à le préparer en quelque sorte aux traumatismes de la succion. — Si les tractions ne suffisent pas à former le mamelon, on se servira de ma téterelle biaspiratrice représentée par la figure ci-jointe, et avec laquelle on exercera une succion indirecte du bout du sein.

Curatif : On a préconisé de nombreux topiques destinés à être appliqués sur les gerçures du sein; leur action simple ou combinée est d'être astringents et antiseptiques.

Comme *astringent*, on pourra se servir de glycérine, de tanin ou de compresses imbibées de vin aromatique.

Comme *antiseptique*, des compresses imbibées d'une solution saturée d'acide borique ou d'alcool, soit pur, soit mélangé d'un tiers d'eau.

Mais le topique quel qu'il soit n'arrive que difficilement à guérir la gerçure, car à chaque nouvelle tétée la succion exercée par l'enfant rouvre la plaie et l'envenime; — ce qu'il faut avant tout, et cette précaution suffit à elle seule, c'est empêcher le traumatisme de la succion; — on y arrivera en coiffant le mamelon d'une téterelle en verre terminée par un bout de caoutchouc, où, si l'enfant n'a pas la force de sucer avec cet appareil, on emploiera ma téterelle biaspiratrice, grâce à laquelle la mère peut faire sortir le lait en aspirant elle-même; l'enfant tétera sans peine ensuite par l'autre extrémité.

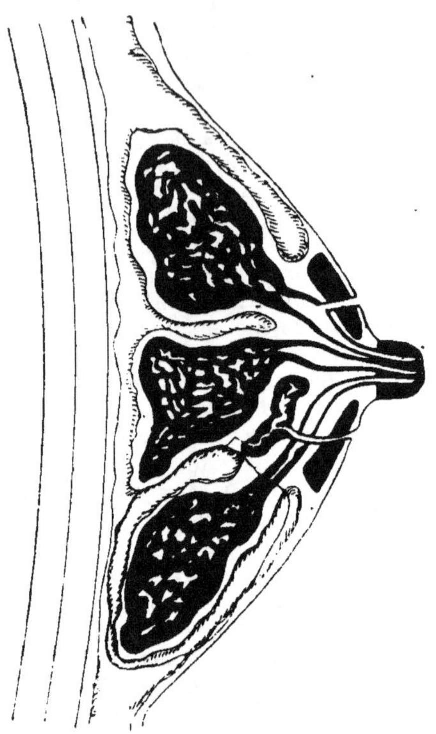

PHLEGMON DU SEIN
Période inflammatoire.

Le phlegmon du sein résulte d'une lymphangite superfi
cielle ou profonde de la région, ayant pour point de départ
habituel une excoriation du mamelon.

Le phlegmon est annoncé par une élévation de la température avec état général correspondant et par une douleur
locale plus ou moins vive.

En examinant le sein malade, on voit en général une région de sa surface, plus particulièrement tendue et rouge si l'inflammation est superficielle ; — à la palpation la tension est exagérée et souvent les tissus superficiels œdématiés.

En examinant attentivement le mamelon, on trouve presque toujours la fissure cause des accidents.

Tous les phlegmons n'aboutissent heureusement pas à la suppuration et il y a lieu d'instituer un traitement actif pour obtenir leur résolution.

A cet effet, on enveloppera tout le sein dans des compresses imbibées d'une solution saturée d'acide borique ; on placera par-dessus un taffetas gommé pour empêcher l'évaporation trop prompte du liquide, et à l'aide d'un bandage de corps ou d'une bande on soutiendra le sein et on exercera une légère compression à sa surface, aussi également répartie que possible.

Une question importante se pose ici : doit-on continuer l'allaitement avec le sein malade ou au contraire vaut-il mieux le cesser, tout en continuant à faire donner le sein resté indemne ?

Certains accoucheurs préfèrent continuer l'allaitement avec le sein malade, alléguant que la succion empêche l'engorgement laiteux et, loin de favoriser la production de la suppuration, conduit plutôt à la résolution.

Je crois préférable de cesser l'allaitement du côté malade ; le repos complet est nécessaire à la guérison de la glande enflammée, et après résolution on pourra reprendre l'allaitement, car sous l'influence de la succion la sécrétion lactée se rétablira petit à petit.

S'il y a suppuration, voir le cas suivant 53.

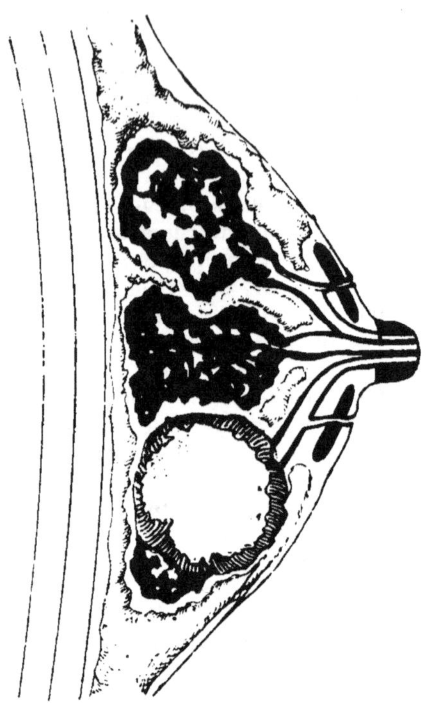

PHLEGMON DU SEIN
Période de suppuration.

—

Si, malgré le traitement antiphlogistique institué pour calmer l'inflammation, la suppuration se produit, une collection purulente se constitue dans la glande mammaire; — cette collection peut exceptionnellement siéger dans le tissu cellulaire qui enveloppe la glande; — le traitement est d'ailleurs le même, quel que soit le siège du pus, dont il est indiqué de provoquer l'évacuation.

Comme pour tout abcès, la suppuration sera accompagnée par l'aggravation des phénomènes inflammatoires locaux et révélée au médecin par la présence de la fluctuation; mais la fluctuation ne pourra souvent être sentie qu'à une période avancée de l'affection, alors que la collection déjà abondante devient superficielle. — A la surface indurée qui recouvre l'abcès, et qui forme une sorte de plastron en avant de lui, se creuseront un ou plusieurs godets dépressibles au doigt, ce qui indiquera à ce niveau l'acheminement du pus vers l'extérieur.

Gosselin était d'avis de laisser les abcès du sein s'ouvrir spontanément : mais cette ouverture spontanée a l'inconvénient de permettre à l'abcès de prendre de grandes dimensions, d'évoluer lentement, et enfin, après ouverture, de donner lieu à des suppurations interminables.

Aussi est-il préférable d'intervenir le plus tôt possible et d'évacuer chirurgicalement le pus. — La simple ponction au trocart de la collection purulente a pu réussir et amener la guérison avec des abcès très limités et superficiels, mais c'est en général avec le bistouri qu'il faudra ouvrir ces collections, en incisant excentriquement par rapport au mamelon de manière à éviter autant que possible les galactophores ; — si les collections purulentes sont profondes et multiples ainsi que cela arrive souvent, il faudra les drainer de manière à ce que le pus s'échappe facilement.

D'une façon générale il vaudra mieux suspendre tout à fait l'allaitement et dans l'intérêt de la mère et dans celui de l'enfant.

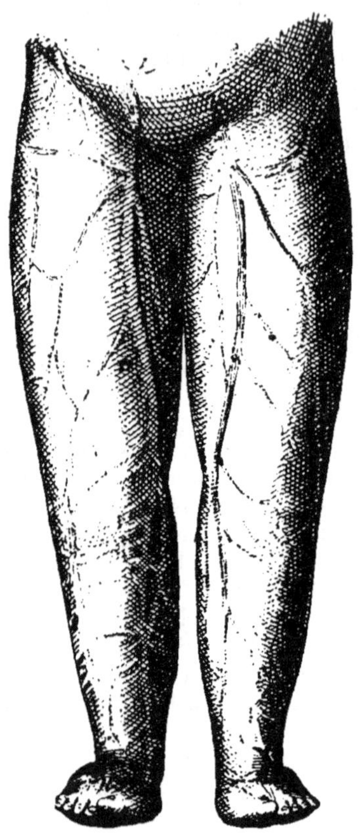

PHLEGMATIA ALBA DOLENS

On désigne sous le nom de phlegmatia alba dolens pendant la puerpéralité un œdème des membres inférieurs, qui est *blanc, dur, douloureux*, et qui est produit par l'inflammation des veines des membres inférieurs avec coagulation du sang dans leur intérieur.

Au point de vue clinique le phlegmatia alba dolens se rencontre dans deux circonstances différentes :

Tantôt dans le cours d'une septicémie avérée et durant depuis un certain temps ;

Tantôt d'emblée et sans autre symptôme septicémique, vers le 15ᵉ jour du *postpartum*.

On admet aujourd'hui que ces deux formes, bien que différentes d'allures, sont d'origine septicémique, septicémie franche dans le premier cas et atténuée dans le second.

Quelle que soit la variété le traitement est d'ailleurs le même.

Traitement général. — Antithermiques : antipyrine, sulfate de quinine, digitale. — Laxatifs intestinaux. — Alimentation : alcool, bouillon, champagne, lait. — Calmants : pour permettre le repos et le sommeil.

Traitement local. — Repos absolu au lit pendant toute la durée de l'affection. Enveloppement du ou des membres malades dans des compresses imbibées d'une solution saturée de chlorhydrate d'ammoniaque, et protégées par un taffetas gommé ; immobilisation du membre malade dans une gouttière, qui sera double quand les deux membres inférieurs sont pris.

Souvent au début de l'affection, lorsque l'inflammation est nettement localisée le long de la veine, et qu'on peut la surveiller dans sa marche envahissante, je me suis bien trouvé de l'application d'une série de vésicatoires, suivant en quelque sorte le mal dans sa descente.

Quand les phénomènes inflammatoires sont calmés, remplacer le pansement humide par un pansement sec. Saupoudrer le membre avec de l'amidon, et l'envelopper avec une bande de flanelle légèrement compressive. — Le bandage sera réappliqué tous les 3 ou 4 jours.

Ne permettre le lever que quand le membre sera bien dégonflé, et quand on ne sent plus aucune coagulation le long des principales veines.

Dès le lever faire porter des bas élastiques, qui devront être conservés pendant des mois, quelquefois des années.

Traitement ultérieur : massage et électricité.

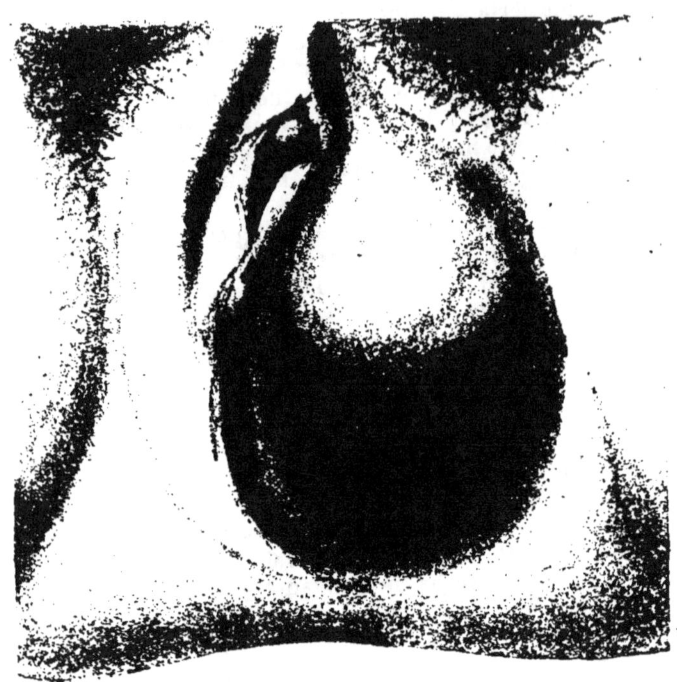

THROMBUS GÉNITAL

Sous le nom de thrombus on désigne un épanchement sanguin, qui se fait tantôt par infiltration, tantôt en foyer, dans le tissu cellulaire péri-utérin, péri-vaginal ou vulvaire.

Le point de départ de l'hémorragie est une rupture variqueuse, qui se produit pendant l'accouchement soit spontanément sous l'influence des efforts de la femme, soit à la suite du traumatisme fœtal au moment de l'expulsion, ou encore du traumatisme obstétrical, causé par une intervention laborieuse (version, forceps, embryotomie).

Bien que la rupture variqueuse ait lieu pendant l'accouchement, la plupart du temps la tumeur n'est constituée qu'après la délivrance ; cependant on peut la voir formée avant la sortie du fœtus, quelquefois même pendant la grossesse.

La tumeur occupe une des parties latérales du vagin, remontant plus ou moins dans le ligament large du même côté, et descendant quand elle est volumineuse jusque dans la grande lèvre correspondante, auquel cas la tumeur est apparente au dehors et se manifeste par un gonflement unilatéral de la vulve avec teinte ecchymotique, ainsi que l'indique la figure ci-jointe.

La résolution de ces tumeurs sanguines étant habituelle, même quand elles sont volumineuses, et leur suppuration l'exception, la règle thérapeutique est de les abandonner à elles-mêmes, et de les laisser guérir spontanément.

Toutefois on sera obligé de déroger à cette règle dans deux circonstances :

Quand la tumeur produite, avant la fin de l'accouchement, gêne la sortie du fœtus ;

Quand elle se complique de phénomènes inflammatoires, dont la conséquence est la suppuration.

En présence de ces deux cas, il faut évacuer le contenu à l'aide du bistouri : dans le second, les autres détails de traitement seront ceux de toute suppuration ; dans le premier, il conviendra, après l'ouverture, d'arrêter l'hémorragie soit par la compression intra-vaginale (tamponnement vagino-utérin), soit, s'il y a lieu, par le tamponnement même de la cavité du thrombus à la gaze iodoformée

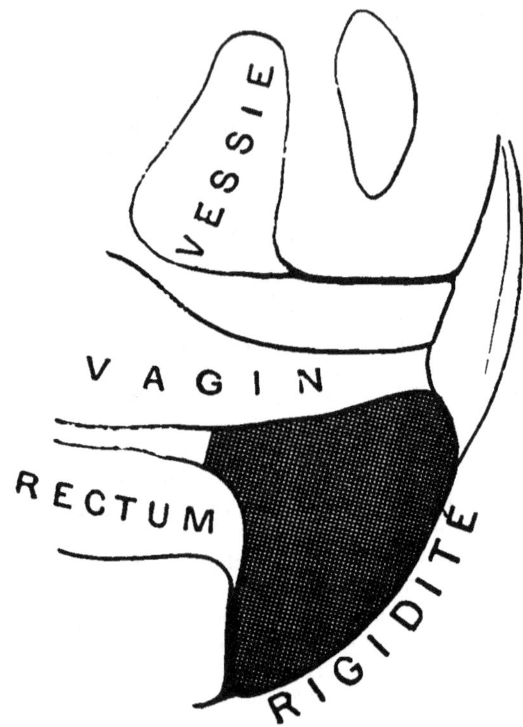

RIGIDITÉ VULVO-VAGINALE

—

Le manque de souplesse de la vulve et du vagin, qui sont soutenus l'un et l'autre par le périnée, et dont la rigidité se confond avec celle de ces deux organes, est un obstacle sérieux à l'accouchement.

Quand, en effet, la partie fœtale au moment de l'expulsion vient appuyer sur le plancher périnéal, au lieu d'un plan musculo-aponévrotique, qui cède petit à petit sous la pression, elle trouve des tissus inextensibles, qui résistent impitoyablement à la pression utéro-abdominale et empêchent la progression de l'accouchement.

Cette rigidité tient le plus souvent à la conformation même de la femme, cependant dans certains cas elle peut être due à des cicatrices, suites de traumatisme ou opération antérieurs.

Quelle que soit la cause, le traitement est d'ailleurs le même :

Pendant le travail mettre la femme dans un grand bain où elle restera une heure, davantage si elle n'est pas trop fatiguée.

En avant de la partie fœtale on placera un sac en caoutchouc, ou pessaire Gariel, qu'on gonflera avec de l'air ou avec de l'eau ; — ce sac suffisamment gonflé exercera une pression continue sur le périnée, et arrivera à en vaincre la résistance, si elle n'est pas trop considérable.

Pendant la contraction utérine, au moment de la poussée fœtale, on pourra encore avec l'index et le médius de la main droite, introduits dans le vagin, exercer de vigoureuses tractions en arrière.

Si ces différents moyens ne suffisent pas, il faudra procéder à l'extraction du fœtus, soit manuelle lorsqu'il y a présentation du siège, soit au forceps quand il s'agit d'une présentation du sommet.

Si la résistance des parties est telle que la sortie du fœtus doit forcément produire des déchirures, et si on voit le déchirures débuter, on pratiquera de chaque côté de vulve, en bas et latéralement, des incisions libératrices qu'on pourra après l'accouchement fermer avec des sutures.

— —

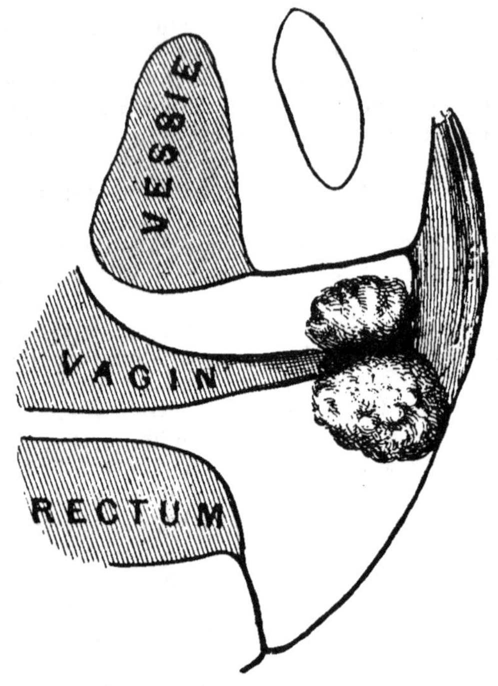

CANCER VULVAIRE

Le cancer de la vulve, même quand il est assez étendu, n'empêche pas la fécondation tant que le coït reste possible, et il est des maris que pareil obstacle n'arrête pas.

Quelle devra être la conduite de l'accoucheur qui trouve simultanément chez la même femme une grossesse et un cancer de la vulve ?

Si l'on est au début de la grossesse, deux questions peuvent se poser :

1° Y a-t-il lieu de laisser la grossesse suivre son développement normal ?

2° Doit-on opérer le cancer, tout en laissant la grossesse continuer son cours ?

Quand le cancer est nettement limité, quand, par une opération relativement facile, on peut espérer enlever la totalité du néoplasme, il ne saurait y avoir hésitation à l'intervention chirurgicale, sans troubler la grossesse dans son cours ; — si une fausse couche survient à la suite de l'opération on la traitera suivant l'habitude.

Quand le cancer est étendu, et quand, pour l'enlever opératoirement, il faut recourir à de grands délabrements, il y aura lieu de se demander s'il ne serait pas préférable de provoquer d'abord l'avortement, car, après une opération aussi grave, la fausse couche a de grandes chances de se produire et, survenant après un traumatisme opératoire très sérieux, elle exposera l'opérée à la mort, outre que l'opération empêchera d'agir facilement sur l'utérus, lorsqu'il survient des complications puerpérales. — D'une façon générale l'avortement préalable semble préférable.

Si le cancer est inopérable, mieux vaut laisser la grossesse suivre son cours normal ; puisque la femme est condamnée à succomber, on doit sauver autant que possible la vie de l'enfant qu'elle porte.

Au moment de l'accouchement un cancer limité de la vulve ne gêne pas l'expulsion fœtale, mais si le néoplasme est étendu il amène la rigidité de la vulve ; le mieux en pareil cas sera de faire au niveau des régions les plus saines des débridements suffisants pour laisser passer le fœtus ; après l'accouchement on procédera à l'hémostase, en réunissant les plaies qu'on aura été obligé de créer.

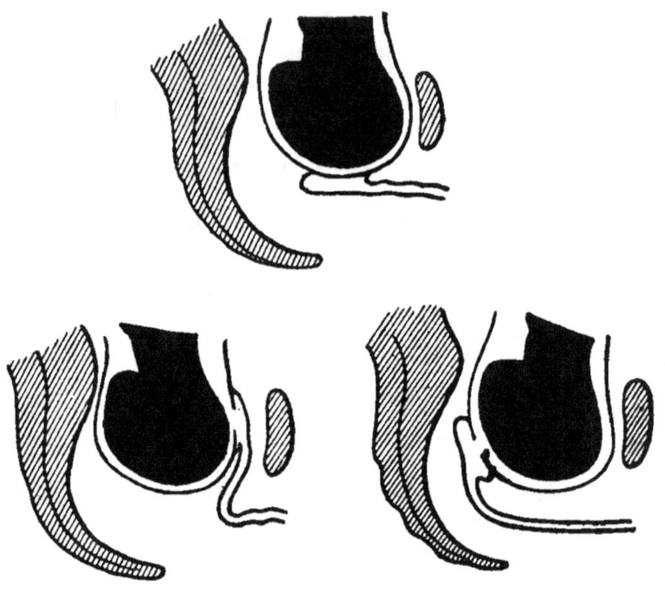

DÉVIATIONS DE L'ORIFICE UTÉRIN
Au moment de l'accouchement.

Au début de l'accouchement, il arrive que l'exploration la plus attentive ne permet pas de découvrir l'orifice de l'utérus, ce qui peut être dû à trois causes :

1° Soit à l'oblitération de cet orifice;

2° Soit à sa déviation en avant;

3° Soit à sa déviation en arrière.

L'oblitération de l'orifice externe de l'utérus est due à l'inflammation adhésive qui se fait à son niveau; elle est excessivement rare, et la plupart des cas où elle a été soupçonnée ou diagnostiquée étaient simplement des faits de déviation de l'orifice utérin. — Aussi en principe, quand on ne trouve pas l'orifice utérin, faut-il conclure à une déviation et la chercher soit en avant, soit en arrière de la partie fœtale.

La déviation de l'orifice en avant de la partie fœtale derrière la symphyse pubienne est due au développement inégal du segment inférieur de l'utérus; la partie postérieure subissant une ampliation beaucoup plus considérable que l'antérieure, c'est le contraire qui se produit dans la déviation de l'orifice en arrière.

Pour trouver l'orifice utérin il faut, en pareil cas, soulever la partie fœtale coiffée du segment inférieur de l'utérus et porter l'index et le médius dans la direction du cul-de-sac vaginal qu'on trouve le plus profond, et à l'extrémité duquel on ne peut arriver. — On parcourra attentivement toute la surface utérine transversalement, puis d'avant en arrière; si avec deux doigts on ne peut pénétrer jusqu'à l'extrémité du cul-de-sac vaginal, on pratiquera, sous chloroforme au besoin, le toucher vaginal manuel.

Quand on trouve l'orifice utérin en arrière ou en avant, on l'accroche avec l'index et on le ramène vers le milieu de l'excavation pelvienne; d'ailleurs les progrès mêmes de la dilatation se chargeront de rectifier cette position vicieuse.

Si réellement il n'y avait pas d'orifice utérin on en créerait un artificiel, en incisant crucialement la partie la plus saillante de l'utérus dans le vagin, et on terminerait l'accouchement à travers cette ouverture artificielle.

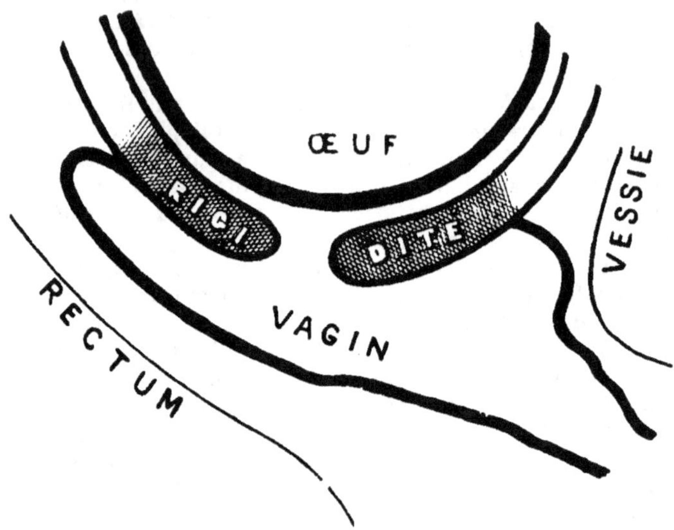

RIGIDITÉ DU COL

Le col utérin oppose un certain degré de résistance au passage du fœtus très variable suivant les femmes ; — aussi voit-on chez certaines la dilatation ne durer que quelques instants, alors qu'elle se prolonge plusieurs jours chez d'autres.

Il est à cet égard très difficile de nettement définir l'état physiologique ; en conséquence n'est-ce pas sur l'élément *temps* qu'on s'est basé pour diagnostiquer la rigidité du col mais sur l'élément *tissu.*

Le col pendant la dilatation donne-t-il, au lieu de sa souplesse normale, la sensation de cuir *imbibé de graisse*, on dit qu'il y a *rigidité anatomique.*

Est-ce pendant la contraction de l'utérus, que survient

un véritable spasme du segment inférieur, sorte de convulsion du col, il y a *rigidité spasmodique*.

Enfin le col est-il réellement induré? — S'il s'agit d'induration générale et également répartie, il est probable qu'il y a une ancienne métrite; — est-elle inégale, on est en présence soit de cicatrices, soit de fibromes, soit de cancer. — Ces différents cas sont englobés sous le nom de *rigidité pathologique*.

Le meilleur traitement à opposer à la rigidité spasmodique est l'administration de calmants. Hydrate de chloral et chloroforme, auxquels on peut associer l'usage de grands bains prolongés.

Le traitement est idendique pour les rigidités pathologique et anatomique, à moins qu'il ne s'agisse de volumineux fibrome (voir cas 60), ou de cancer étendu (voir cas 61). — On donnera à la femme de grands bains prolongés, et des injections vaginales chaudes à la température de 45 à 50°. — Toutes les pommades qu'on a préconisées sont inutiles; celles à base de belladone n'ont jamais produit d'autre dilatation que celle de la pupille; si les organes génitaux sont secs, on se contentera de les enduire largement de vaseline boriquée.

Les moyens les plus énergiques qu'on pourra employer pour dilater le col seront soit l'application intra-cervicale de ballons, soit l'usage de dilatateurs métalliques, soit les incisions au bistouri, ces dernières permettant de recourir promptement à l'extraction manuelle ou au forceps.

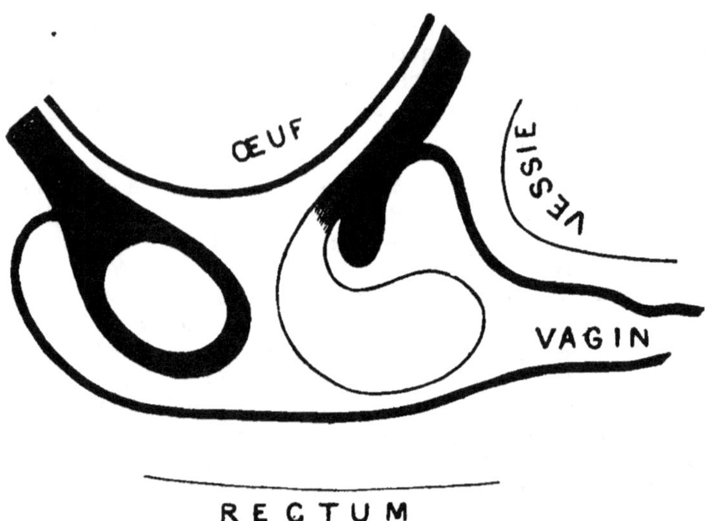

FIBROMES DU COL ET ACCOUCHEMENT

(Fibrome interstitiel à la lèvre postérieure et pédiculé à l'antérieure.)

———

Les fibromes du col siègent sur la voie que doit parcourir le fœtus pour arriver à l'extérieur, et s'ils sont volumineux ils peuvent devenir une cause très sérieuse de dystocie.

Aux points de vue clinique et thérapeutique il importe de les diviser en deux catégories :

Les uns occupent l'épaisseur même du tissu utérin; ils sont *interstitiels*.

Les autres sont *pédiculés*.

Examinons successivement chacune de ces deux variétés :

1° Fibromes interstitiels : Le fibrome occupe l'épaisseur même de la lèvre antérieure ou postérieure de l'utérus; le doigt a la sensation d'une hypertrophie plus ou moins considérable de cette lèvre, qui fait saillie en avant de la partie fœtale. — Sous l'influence de la grossesse et du travail la tumeur s'est ramollie, de telle sorte que, si le fœtus n'est pas très volumineux, elle pourra s'aplatir contre la paro pelvienne et ne causer qu'un simple retard à l'expulsion ; mais si l'expulsion par les forces naturelles est rendue impossible, on la tentera par une application du forceps ou l'extraction manuelle suivant la présentation fœtale; enfin, si l'obstacle reste insurmontable, il faudra amputer la lèvre qui est le siège du fibrome, suturer la plaie avec du catgut et terminer ensuite l'accouchement.

2° Fibromes pédiculés. — A l'aide du toucher on peut en avant du fœtus sentir la tumeur reliée à la partie libre ou interne du col par un pédicule plus ou moins étroit. — L'accouchement est parfois spontané, soit grâce à l'aplatissement du fibrome, soit parce que, poussé par la progression fœtale, il vient faire saillie à la vulve, laisse passer le fœtus et rentre ensuite dans le vagin, soit enfin par son expulsion spontanée, le pédicule étant rompu par la poussée fœtale. — S'il y a obstacle à l'expulsion, on aura recours, soit au forceps, soit à l'extraction manuelle, suivant la présentation. — Si on échouait, on saisirait le polype à l'aide d'une pince de Museux, on le tordrait sur lui-même jusqu'à détachement et on terminerait ensuite l'accouchement sans peine.

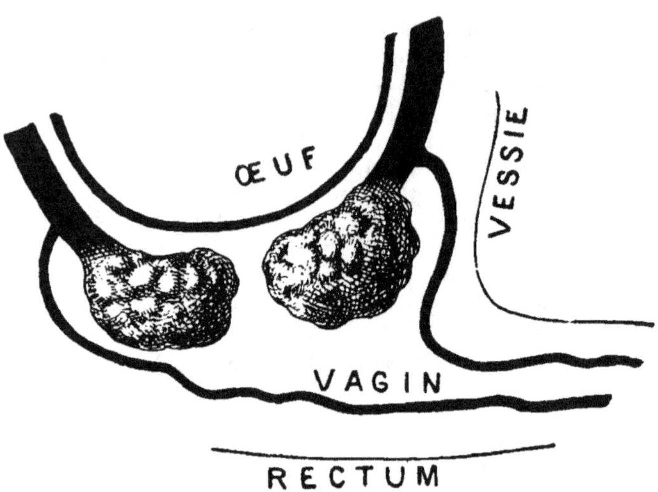

CANCER DU COL

Le cancer du col n'est pas un obstacle à la conception, de telle sorte que la coïncidence du cancer cervical et de la grossesse sont loin d'être rares. — Quelle devra être en pareil cas la conduite de l'accoucheur au double point de vue de la grossesse et du néoplasme ?

Si le cancer est étendu, si surtout il ne semble pas limité à l'utérus, mais paraît avoir envahi les lymphatiques du ligament large, on ne saurait tenir d'autre conduite que l'expectation pure et simple; puisque la femme est condamnée, laissez la grossesse se développer normalement, nous verrons tout à l'heure comment se comporter au moment de l'accouchement.

Mais quand le cancer est limité, il y a lieu de se demander, au cas où le diagnostic est certain, si on ne doit pas provoquer l'expulsion pour faire l'hystérectomie partielle ou totale; car attendre les neuf mois de la grossesse, puis deux mois environ de postpartum, c'est s'exposer à arriver à une période où l'envahissement sera trop considérable pour songer à une opération radicale. — Si le diagnostic est net, l'intervention immédiate après avortement provoqué serait une conduite parfaitement rationnelle.

Au moment du travail, si le cancer du col est limité, il ne gênera pas l'expulsion, qui se fera dans les conditions à peu près normales; — mais, quand le cancer occupe toute la circonférence du col, il peut gêner la dilatation et même la rendre impossible.

Lorsque la dilatation commencée est simplement entravée dans son accomplissement, on pourra l'aider par l'administration d'injections vaginales chaudes, par l'application dans le col d'un ballon élastique. — Il faudra autant que possible éviter les incisions, qui amènent de grands délabrements à cause de la friabilité des tissus et produisent des hémorragies dangereuses.

Quand la dilatation est impossible, si l'enfant est mort, on fera l'embryotomie; — s'il est vivant, ou si la dilatation est insuffisante pour pratiquer l'embryotomie, on pratiquera l'opération césarienne, car puisque la mère est condamnée, il faut tenter le possible pour sauver l'enfant.

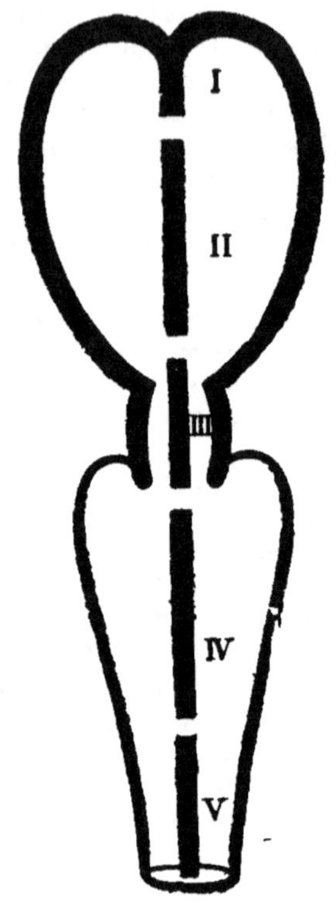

BIFIDITÉ UTÉRO-VAGINALE

L'utérus et le vagin résultent de la fusion des deux canaux de Müller; quand, par suite d'un vice de développement, cette fusion est incomplète, la bifidité est produite; — à son degré le plus léger, elle n'atteint que le fond de l'utérus, et, au plus accentué, elle existe à la fois tout le long de l'utérus et du vagin.

On peut en décrire les cinq degrés suivants :

I. Utérus cordiforme ;
II. Utérus cloisonné ;
III. Utérus double ;
IV. Cloisonnement utéro-vaginal incomplet ;
V. Cloisonnement utéro-vaginal complet.

Le cloisonnement génital, quel que soit son degré, ne gêne en général pas la conception ni le développement de la grossesse, mais il peut amener des complications au moment de l'accouchement et de la délivrance.

Je vais mentionner, à propos de chaque degré de cloisonnement, les principales conséquences pathologiques.

I. Utérus cordiforme. — Fréquence relative des présentations du siège et du thorax ; — difficulté de faire la version à cause de l'éperon, qui existe au fond de l'utérus.

II. Utérus cloisonné. — Fréquence relative des présentations du thorax ; — la version, par manœuvres externes, mixtes ou internes, devient difficile, parfois même impossible ; en pareil cas, il faut y renoncer et pratiquer l'extraction par le siège, s'il s'agit de cette présentation, ou faire l'embryotomie avec une présentation du thorax.

III. Utérus double. — La grossesse, si elle est simple, n'occupe qu'un des côtés de l'utérus, et l'accommodation d'ailleurs s'y fait d'une façon normale ; aussi cette bifidité utérine, complète à ce degré, n'est-elle ordinairement pas une source de difficultés pour l'accouchement ou l'intervention.

IV et V. Cloisonnement utéro-vaginal (incomplet et complet). — Ce cloisonnement passera facilement inaperçu à un examen superficiel, et, à deux examens successifs, on pourra être étonné de ne pas trouver les mêmes résultats, parce que le doigt aura pénétré dans un vagin différent ; — l'existence de ce cloisonnement est importante à connaître pour l'application du forceps, afin de ne pas aller buter dans le cul-de-sac vaginal où siège l'utérus non gravide.

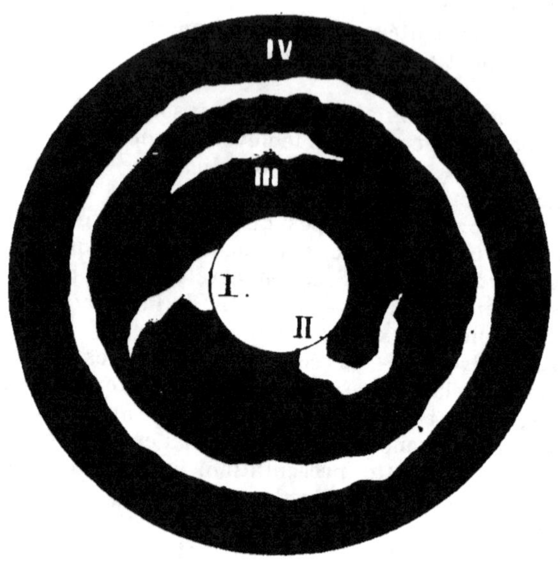

DÉCHIRURES DU COL UTÉRIN

Les déchirures du col utérin, qui se produisent à la suite de l'accouchement, peuvent revêtir, par ordre de fréquence décroissante, les quatre variétés que voici :

1° Lacération simple ;
2° Lanière ;
5° Boutonnière ;
4° Rondelle ou hobèche.

La lacération simple unilatérale ou bilatérale se produit très fréquemment à la suite de l'accouchement ; il est même probable que peu de primipares y échappent à des degrés divers. — Comme conséquence immédiate, ces lacérations amènent des hémorragies d'habitude peu sérieuses, mais cependant plus importantes qu'on ne le croit en général ; il arrive souvent à la suite de la délivrance, alors que l'utérus est bien rétracté, et que la vulve n'a pas de point hémorragipare, de voir un écoulement de sang continu et dont la ténacité est inquiétante ; la lacération du col en est la cause, et avec un tamponnement utéro-vaginal à la gaze iodoformée, on en vient facilement à bout. — Ces lacérations du col, quand elles deviennent le siège d'un processus septicémique local, conduisent à la métrite du col, qu'elles contribuent à entretenir ; elles nécessitent ultérieurement l'opération d'Emmet ou trachéloraphie.

2° Les lanières ne diffèrent des simples lacérations du col que par la forme, et elles prêtent aux mêmes considérations thérapeutiques.

3° La boutonnière est une forme rare du traumatisme puerpéral ; le plus souvent elle passe inaperçue après l'accouchement, et ce n'est qu'accidentellement qu'un toucher attentif la révèle ultérieurement à l'exploration, l'extrémité du doigt se frayant un trajet à travers cet orifice. — Si pareille boutonnière était constatée de suite après la délivrance, mieux vaudrait immédiatement la fermer à l'aide de sutures à la soie ; ultérieurement, il n'y aura lieu d'intervenir opératoirement que si la boutonnière s'accompagne d'autres accidents utérins.

4° Quand il y a déchirure circulaire, le segment inférieur du col est entraîné au dehors sous forme de bobèche ; l'écoulement du sang est la complication à redouter, on l'arrêtera par un tamponnement utéro-vaginal à la gaze iodoformée, ou par une série de sutures.

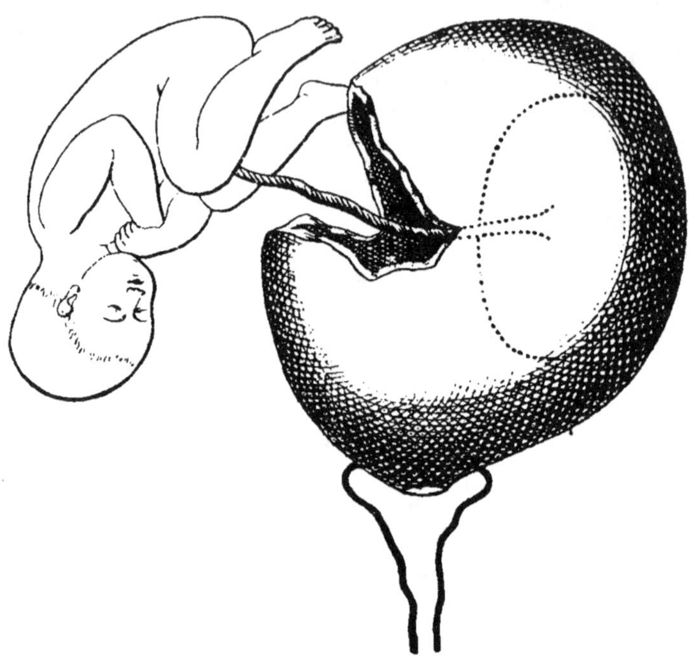

RUPTURE DE L'UTÉRUS

Passage du fœtus dans le péritoine.

A une période ordinairement avancée de l'accouchement, alors que des contractions utérines très énergiques luttent contre une cause quelconque de dystocie, la plupart du temps un rétrécissement du bassin, la femme éprouve brusquement une vive douleur dans l'abdomen, suivie de syncope ou de menace de syncope; puis l'accident est suivi d'une véritable détente, d'un bien-être trompeur.

A l'examen obstétrical, on trouve d'un côté de l'abdomen

l'utérus formant un globe plus ou moins rétracté, et à côté de lui le fœtus dont on perçoit les différentes parties avec une netteté, qui ne laisse pas de doutes sur son passage dans la cavité péritonéale; ce passage peut être incomplet et on sentira le fœtus formant une sorte de tumeur sessile à la surface du globe utérin. — A l'auscultation, silence. — Au toucher, plus de partie fœtale à l'orifice utérin.

Quelle doit être la conduite de l'accoucheur en pareille circonstance ?

La femme étant placée sous le chloroforme, on pratiquera la laparotomie suivant les règles ordinaires, et en faisant l'incision sur la ligne ombilico-pubienne.

Après quoi, avec la main introduite dans l'abdomen, on ira à la recherche du fœtus, et on l'amènera au dehors en le saisissant par un de ses petits membres.

Guidé par le cordon ombilical dont l'extrémité placentaire pénètre dans l'utérus, on cherchera le siège de la rupture, on introduira la main dans l'intérieur de l'utérus par la brèche qui existe à sa surface, et l'on ira cueillir le placenta et les membranes, ainsi qu'on le fait alors qu'on pratique la délivrance artificielle par les voies naturelles.

Puis après avoir soigneusement lavé la cavité utérine, dont le liquide refluera au dehors par le vagin et la vulve, et après la cavité utérine la cavité péritonéale, on refermera la plaie utérine par des sutures à la soie, en recherchant un affrontement aussi exact que possible, puis on suturera la plaie abdominale selon les règles ordinaires de la laparotomie.

9

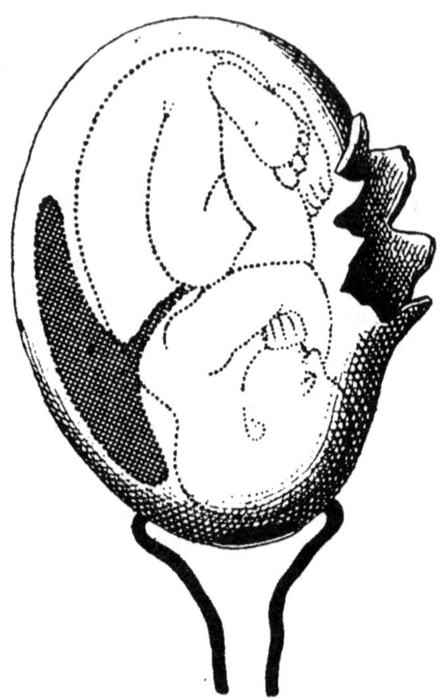

RUPTURE COMPLÈTE DE L'UTÉRUS

Fœtus dans l'utérus.

———

De même que dans le cas 64, il y a rupture complète de l'utérus, c'est-à-dire, au niveau de la paroi utérine solution de continuité, qui met en communication directe l'œuf et le péritoine.

Cette rupture se diagnostique alors que la femme, après une violente douleur locale, éprouve une rémission très appréciable dans ses souffrances ; — en palpant l'utérus, on peut sentir à sa surface une dépression, et en introduisant la main dans l'utérus, on se rend nettement compte de la solution de continuité.

Quelle doit être la conduite de l'accoucheur? — Il existe ici deux opinions :

Les uns préfèrent agir comme dans le cas 64, c'est-à-dire pratiquer la laparotomie, extraire le fœtus et les annexes par la plaie utérine, et refermer les deux plaies utérine et abdominale à l'aide de sutures.

Les autres, au contraire, extraient le fœtus par les voies naturelles, à l'aide du forceps quand il y a présentation de l'extrémité céphalique, ou de la main s'il s'agit d'un siège, font la délivrance artificielle, puis, à l'aide d'une sonde introduite jusqu'au niveau de la plaie, lavent largement la rupture et son voisinage, et après l'utérus lavent également le vagin. — S'il y a hémorragie, tamponnement utérin à la gaze iodoformée, puis vaginal avec la même substance. — Application d'un sac de glace qui reste en permanence sur l'abdomen ; la plaie utérine se cicatrise spontanément.

Bien que la première manière d'agir semble plus séduisante, surtout en ce qu'elle permet de suturer la plaie utérine, c'est à la seconde qu'il faudra en général avoir recours, car elle donne de meilleurs résultats ; avec elle le traumatisme est bien moindre. — Cependant on aurait recours à la laparotomie, s'il y avait un rétrécissement marqué du bassin, une dilatation presque nulle du col, ou enfin un obstacle sérieux à l'extraction du fœtus par les voies naturelles.

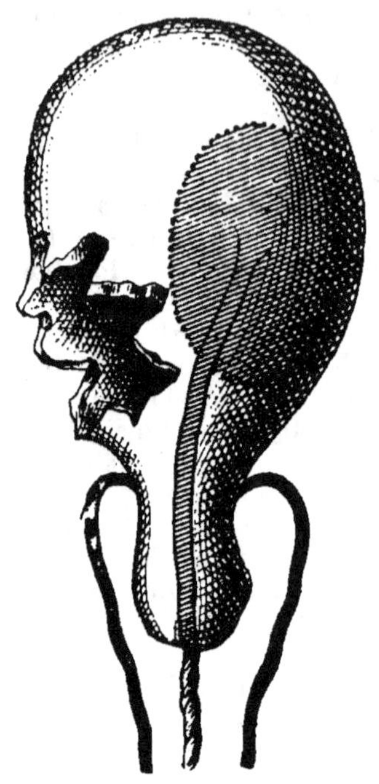

RUPTURE COMPLÈTE DE L'UTÉRUS

Fœtus expulsé. — Délivrance non faite.

Le cas 66 ne diffère du précédent qu'en ce que le fœtus a été expulsé ; — c'est vraisemblablement au moment même de la naissance de l'enfant, pendant les dernières douleurs de l'enfantement, que la rupture s'est produite.

Voici en général comment on s'aperçoit de la rupture en pareil cas :

La délivrance ne se faisant pas et la femme perdant une notable quantité de sang, double circonstance qui dépend de la rupture même, on introduit la main dans l'utérus pour procéder à la délivrance artificielle, et en cherchant à décoller les membranes et le placenta, l'extrémité des doigts ne tarde pas à rencontrer la rupture, dans laquelle ils s'enfoncent; au delà de la rupture, les doigts se trouvent libres dans la cavité péritonéale.

Le diagnostic est fait, quelle conduite tenir?

On commence par effectuer la délivrance artificielle pour laquelle on a introduit la main dans l'utérus, en se conformant aux règles habituelles.

Après quoi on réintroduit la main dans l'utérus et, sous sa direction, on fait pénétrer jusqu'au niveau de la plaie utérine l'extrémité d'une sonde métallique ou en caoutchouc; — avec de l'eau bouillie ou filtrée, simple ou additionnée d'acide borique, on lave soigneusement la plaie et la partie voisine du péritoine, on lave ensuite la cavité utérine, puis la cavité vaginale, avec une solution de bichlorure de mercure au 1/4000. — S'il y a hémorragie, on fait un tamponnement utéro-vaginal à la gaze iodoformée.

On laisse ensuite la femme au repos couchée sur le dos; — on applique un sac de glace en permanence sur le bas-ventre, ou, à son défaut, des compresses d'eau froide fréquemment renouvelées, et on abandonne à elle-même la cicatrisation de la plaie utérine, prêt à parer aux complications qui pourront survenir.

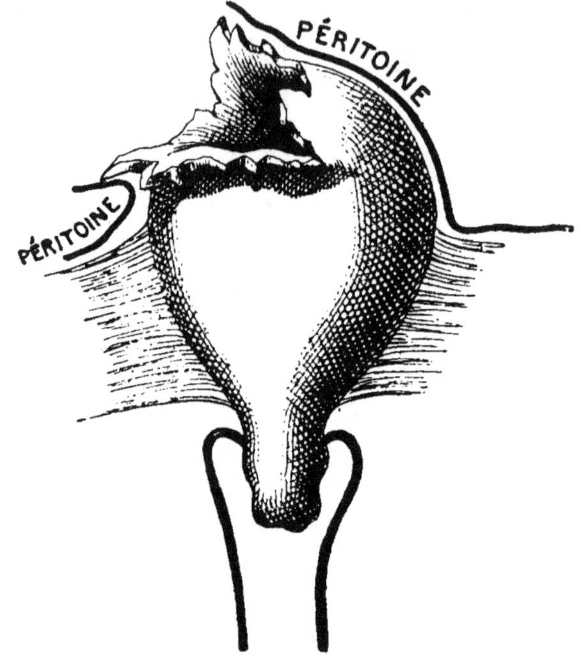

RUPTURE COMPLÈTE DE L'UTÉRUS

Accouchement et délivrance terminés.

—

Il arrive parfois qu'une rupture peu étendue de l'utérus, bien que complète, c'est-à-dire faisant communiquer la cavité utérine avec le péritoine, permette l'accouchement le plus souvent terminé artificiellement et la délivrance spontanée, sans que l'accoucheur ait connaissance de la plaie utérine, de telle sorte que la rupture restait ignorée, si une circonstance fortuite ne venait mettre sur la voie de son diagnostic.

Cette circonstance est tantôt une hémorragie consécutive à l'accouchement, tantôt la délivrance pour laquelle on introduit, dans un but thérapeutique, la main dans l'intérieur de l'utérus, tantôt la procidence à travers la plaie utérine d'une anse intestinale ou d'un fragment du grand épiploon qui, arrivant jusque dans le vagin à travers l'orifice utérin, met l'accoucheur sur la voie du diagnostic, qu'il achève grâce à une exploration complète.

La rupture utérine étant diagnostiquée, quelle conduite tenir?

Bien qu'il y ait en pareil cas quelques accoucheurs partisans de la laparotomie, qui seule permet de suturer la plaie utérine, on préfère en général s'abstenir, à moins qu'il n'y ait une complication telle que l'ouverture de la vessie; — dans ce dernier cas il est indispensable, quelles que soient les conditions par rapport à l'accouchement, de faire la laparotomie pour fermer par des sutures le réservoir vésical. — Cette nécessité s'applique également aux cas 65-66, où cette question n'a pas été soulevée.

Mais, en l'absence de cette complication, on procédera comme dans le cas 66, c'est-à-dire lavage bien complet de la plaie utérine, de la cavité utérine et du vagin. — En cas d'hémorragie ou d'engagement d'intestin ou d'épiploon dans la plaie utérine, tamponnement utéro-vaginal à la gaze iodoformée. — Application de glace ou de compresses froides sur l'abdomen. — Laisser la plaie utérine se cicatriser spontanément.

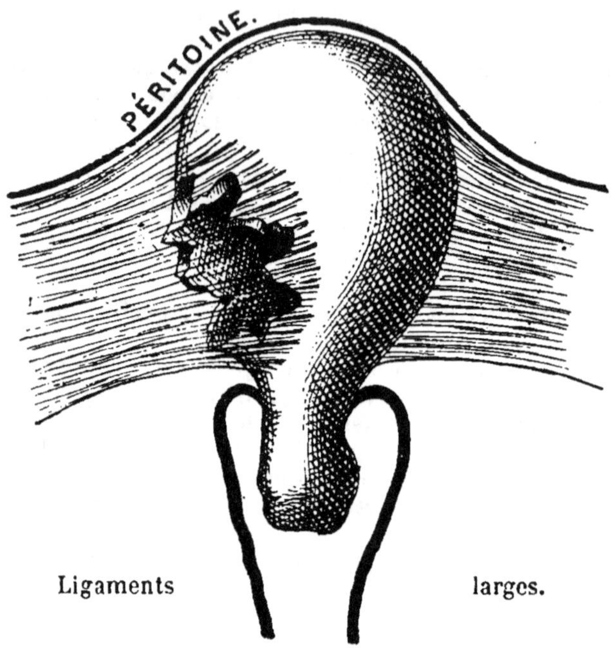

RUPTURE UTÉRINE

intra-ligamenteuse ou extra-péritonéale.

La rupture utérine, bien qu'étant complète, c'est-à-dire intéressant toute l'épaisseur de la paroi utérine, peut, dans certains cas, ne pas être intra-péritonéale; c'est ce qui se produit quand la rupture se fait sur les côtés de l'utérus, au niveau du ligament large (rupture dans le ligament large droit pour la figure ci-jointe).

La plupart du temps, la solution de continuité part de l'orifice externe et remonte verticalement sur le segment inférieur de l'utérus dans l'étendue de plusieurs travers de doigts.

Ce traumatisme existe de préférence après les accouchements difficiles, alors qu'on a été obligé de faire l'extraction avant la dilatation bien complète.

Quand on pratique le toucher, on sent l'orifice externe interrompu soit à droite, soit à gauche, par une brèche. — Si l'on enfonce l'extrémité des doigts dans la déchirure, ils nagent au milieu du tissu cellulaire du ligament large, mais ne peuvent arriver au contact des anses intestinales, et si l'on explore attentivement la cavité dans laquelle on se trouve, on ne tarde pas à s'apercevoir qu'elle est limitée de toutes parts, alors que ces limites n'existent pas, quand on se trouve dans la cavité péritonéale.

Traitement. — La délivrance terminée, on pratiquera un lavage soigné de la cavité utérine avec un antiseptique faible, par exemple une solution boriquée à 2/100, ou une solution phéniquée à 1/500 (eau bouillie ou filtrée) ; — si la plaie fournit une quantité notable de sang, on fera le tamponnement utéro-vaginal à la gaze iodoformée, en enfonçant une certaine étendue de cette gaze dans la rupture. — Le tamponnement sera laissé vingt-quatre heures en place ; à la suite, pendant le postpartum, injections vaginales phéniquées à 1/100. — Application de glace ou de compresses froides sur l'abdomen. — Parer aux complications, qui pourront se produire.

CAS 69.

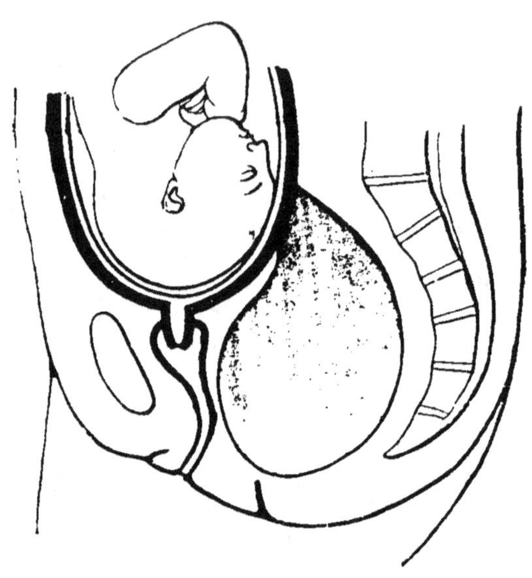

FIBROME PRÆVIA PÉRI-UTÉRIN

Il a été question (cas 60) de fibromes placés sur la voie que doit parcourir le fœtus au moment de l'accouchement, et insérés sur le col de l'utérus, d'où ils font saillie dans la cavité vaginale : — ce sont des *fibromes prævia intra-vaginaux.*

On peut observer une autre variété de fibrome prævia ; la tumeur est insérée à la périphérie de l'utérus (partie sus-vaginale du col ou segment inférieur de l'utérus) et vient occuper l'excavation pelvienne, soit en avant de l'utérus au voisinage de la vessie, soit latéralement au niveau des ligaments larges dans l'épaisseur desquels elle siège, soit le plus souvent en arrière auquel cas elle occupe le cul-de-sac de Douglas.

Ces fibromes sont facilement perceptibles par le toucher, surtout dans les derniers temps de la grossesse et pendant l'accouchement.

Trois circonstances peuvent se produire au moment de l'accouchement : — ou la tumeur de faible volume se laisse aplatir contre la paroi pelvienne et permet, bien qu'avec difficulté, le passage du fœtus ; — ou, suffisamment mobile, elle remonte au moment de l'expulsion au-dessus du détroit supérieur laissant libre la voie que doit parcourir le fœtus ; — ou, dernière alternative, son volume et sa fixité empêchent le passage du fœtus.

Si, pendant la grossesse, le pronostic pouvait être établi au point de vue de l'accouchement, la conduite de l'accoucheur serait simplifiée, malheureusement il n'en est rien ; de gros fibromes, qui semblaient devoir opposer un obstacle insurmontable, permettent par leur mobilité un accouchement presque normal, tandis que des fibromes relativement petits opposent un obstacle insurmontable.

D'une façon générale, mieux vaudra attendre l'accouchement pour poser l'indication. — Quand le fibrome met obstacle à l'accouchement, même après l'application du forceps ou la tentative d'extraction manuelle, on aura recours, — si le fœtus est *mort*, à l'embryotomie voire même au morcellement, — et s'il est *vivant* et *viable*, soit à l'opération césarienne, soit dans quelques cas à la symphyséotomie, alors qu'on la suppose capable de donner une place suffisante pour permettre l'accouchement.

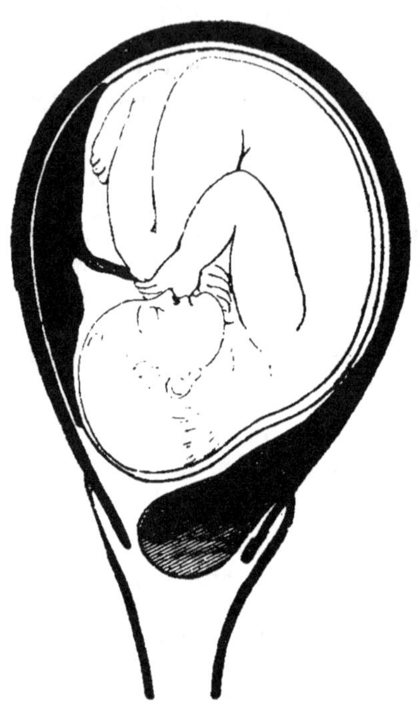

FIBROME PRÆVIA

inséré à la partie interne du corps utérin.

———

Au cas 60, nous avons envisagé les fibromes prævia, qui sont insérés dans l'épaisseur du col ou à la surface interne de la cavité cervicale; l'insertion du polype fibreux peut être plus élevée et se faire à la partie interne et inférieure du corps de l'utérus.

Pendant la grossesse la tumeur, du volume d'une mandarine environ, sera perçue d'une façon vague dans le segment inférieur de l'utérus, où elle gêne l'engagement normal de la tête fœtale au-dessous de laquelle elle se trouve placée. — Mais c'est au moment du travail, alors que la dilatation la met à découvert, que le doigt pourra nettement la sentir et en permettre le diagnostic ; si le toucher digital ne suffit pas, on pratiquera le toucher manuel ; la main étant introduite dans le vagin, les doigts qui pénétreront dans l'utérus seront à même de contourner la tumeur et d'arriver jusqu'au pédicule.

Quelle conduite ce cas réclame-t-il au moment de l'accouchement?

Attendre la dilatation complète et, quand le fibrome permet l'introduction de la main, aller chercher les pieds du fœtus et l'extraire par le siége après version pelvienne préalable, si la présentation est autre que celle du siége. — Par cette manœuvre on amène le plus souvent l'ascension de la tumeur dans l'intérieur de la cavité utérine, de telle sorte qu'elle ne gêne plus l'extraction ; cette ascension ne s'accomplit-t-elle pas spontanément, on pourra la favoriser en repoussant le polype à l'aide de la main vers le fond de l'utérus.

Dans les cas où le volume du fibrome, sa fixité ou sa fixation par le fœtus sur lequel l'utérus s'est rétracté ne permet pas d'exécuter la manœuvre qui précède, on saisira la tumeur à l'aide de pinces de Museux, on la tordra lentement en imprimant à la pince un mouvement de rotation sur elle-même, jusqu'à ce que le pédicule se détache ; la tumeur est alors extraite, et l'accouchement se termine sans difficulté. — Si, après la délivrance, il y avait hémorragie due vraisemblablement au sang fourni par le pédicule, on la combattrait par un tamponnement utérin à la gaze iodoformée.

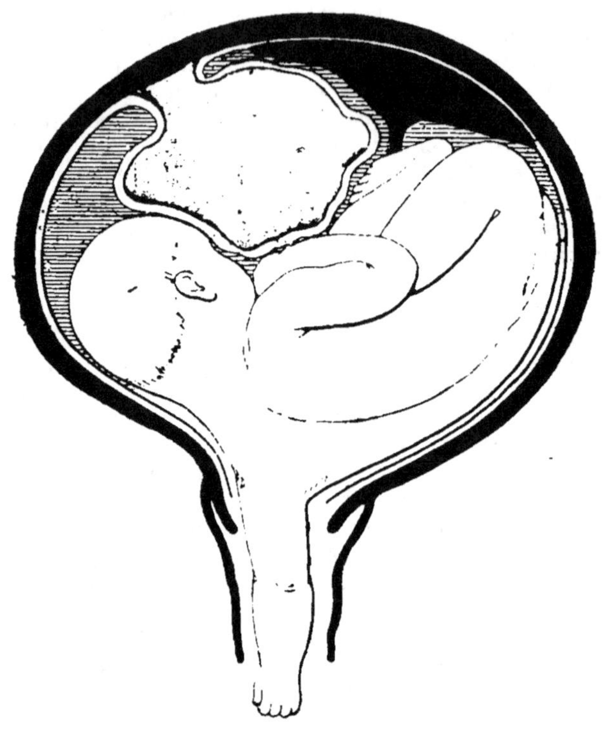

POLYPE FIBREUX INTRA-UTÉRIN

non prævia.

———

Le polype fibreux, qui vient faire saillie dans la cavité utérine, au lieu d'être placé en avant du fœtus comme dans le
cas 70, est susceptible de se trouver en arrière de lui ; — ses
conséquences pathologiques sont en pareil cas tout à fait
différentes.

Le polype, situé dans la partie supérieure de l'utérus, gêne l'accommodation normale du fœtus, qui, au lieu de se placer verticalement dans la cavité utérine, se couchera transversalement, d'où présentation du thorax.

Ce fibrome peut être senti pendant la grossesse à côté des parties fœtales et, présentant une certaine mobilité, être pris lui-même pour une partie fœtale, d'où croyance possible à une grossesse gémellaire, alors que celle-ci n'existe pas.

Quand pendant la grossesse on tente de faire la version par manœuvres internes pour modifier la présentation vicieuse, on échoue, la tumeur formant obstacle à l'évolution fœtale.

Au moment du travail, avec une dilatation suffisante, alors qu'on introduit la main dans l'utérus pour saisir les pieds, dans l'intention de faire la version podalique, la présence de cette tumeur peut au premier abord désorienter l'accoucheur, mais une fois que son diagnostic est fait on saura la contourner pour aller à la recherche des pieds ; on tentera de faire évoluer le fœtus comme si la tumeur n'existait pas et l'on réussira ordinairement s'il n'y a pas de rétraction utérine, sinon on sera obligé de recourir à l'embryotomie.

Au moment de la délivrance, la tumeur gêne souvent le décollement et l'expulsion des membranes. — On sera conduit alors à faire la délivrance artificielle ; on décollera et l'on extraira les annexes, en laissant de côté la tumeur qu'on aura diagnostiquée et distinguée d'un début d'inversion.

Si la tumeur n'adhérait que par un mince pédicule, on pourrait l'enlever avec la main par torsion, après avoir fait la délivrance.

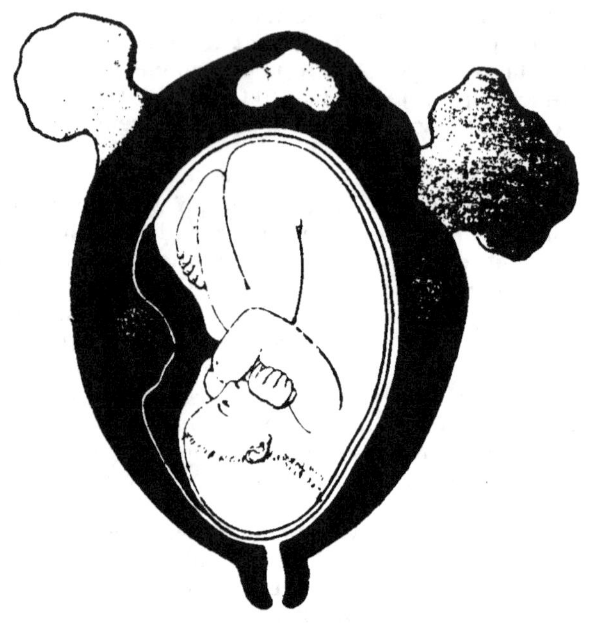

FIBROMES MULTIPLES
non prævia.

———

Malgré l'existence de fibromes multiples, soit interstitiels, soit sous-séreux, soit sous-muqueux, la grossesse peut se développer ; contrairement à ce qu'on serait en droit de supposer au premier abord, la grossesse est, en pareil cas, susceptible d'arriver à son terme normal et l'accouchement aura souvent lieu sans difficulté.

Cependant malgré ce pronostic, bénin d'une façon générale,

ces fibromes exposent à diverses complications auxquelles il faut savoir parer.

Quand une femme atteinte de fibromes utérins multiples devient enceinte, de grands ménagements seront nécessaires pendant la grossesse, car les fibromes exposent à l'avortement, soit par l'irritabilité plus facile du muscle utérin, soit par la tendance plus marquée au décollement placentaire.

Ces fibromes, déformant la cavité utérine, gênent l'accommodation et amènent souvent des présentations vicieuses, qu'il sera parfois difficile de diagnostiquer par le palper, auquel les tumeurs s'opposent plus ou moins.

Dans les cas où le diagnostic est possible, voire même net, l'intervention, c'est-à-dire la version céphalique par manœuvres externes devra être tentée avec prudence, et si elle est impossible, ce qui est fréquent, on réservera l'intervention pour le moment de l'accouchement.

Pendant l'accouchement, étant donné qu'il n'y a pas de fibrome prævia, c'est le cas supposé ici (pour les fibromes prævia, voir les cas 60, 69, 70), la conduite sera la même que dans un accouchement normal, mais à la période d'expulsion il faudra intervenir, le plus promptement possible, par l'extraction soit manuelle, soit au forceps, afin d'éviter les ruptures utérines relativement fréquentes en pareil cas.

Au moment de la délivrance se méfier d'une façon particulière de la rétention possible des annexes, et des hémorragies; — la thérapeutique de ces accidents ne diffère pas de ce qu'elle est habituellement.

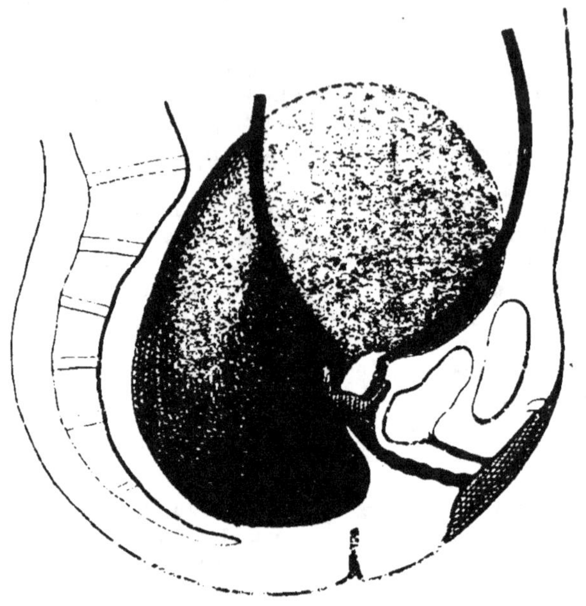

KYSTE DE L'OVAIRE ET GROSSESSE

Le kyste unilatéral de l'ovaire n'est qu'une cause relative de stérilité, même alors qu'il est assez volumineux; aussi n'est-il pas rare dans la pratique obstétricale de rencontrer des gestantes porteurs d'un kyste ovarique.

Le diagnostic se fait avec une facilité relative, car les deux tumeurs constituées, l'une par l'utérus gravide, l'autre par l'ovaire kystique, présentent une certaine indépendance: si l'on a des doutes à une première exploration, ils se dissipent en général en suivant la malade un certain temps.

Quelle doit être en pareil cas la conduite du medecin pendant la *grossesse*, l'*accouchement* et le *postpartum* ?

Grossesse. — Deux questions se posent : Faut-il opérer le kyste? Faut-il interrompre la grossesse ? — L'expulsion provoquée n'est pas justifiée et ne saurait que très rarement rencontrer son indication en pareil cas, car si la tumeur doit gêner l'évolution de la grossesse et l'accouchement, l'indication est de l'enlever par la laparotomie ; à l'heure actuelle la grossesse n'est plus une contre-indication de l'ovariotomie, pourvu qu'on la fasse avec toutes les ressources de l'hémostase et de l'antisepsie. — En d'autres termes, si la tumeur est peu volumineuse, si elle ne semble devoir apporter aucun obstacle à la grossesse et à l'accouchement, attendre, sinon pratiquer l'ovariotomie pendant la grossesse.

Accouchement. — Au moment de l'accouchement la tumeur ne gênera sérieusement l'expulsion que si elle plonge dans l'excavation pelvienne, auquel cas on essayerait de la repousser à l'aide des doigts introduits dans le vagin, ou d'en obtenir la réduction spontanée par la position genupectorale. — Mais si l'obstacle restait inébranlable, on aurait recours pour terminer l'accouchement soit à la ponction de la tumeur, soit à l'embryotomie si l'enfant est mort, soit à l'opération césarienne ou à la symphyséotomie, s'il est encore vivant : la ponction suffira en général.

Postpartum. — Pendant le postpartum la tumeur ovarienne ne réclamera aucun traitement spécial.

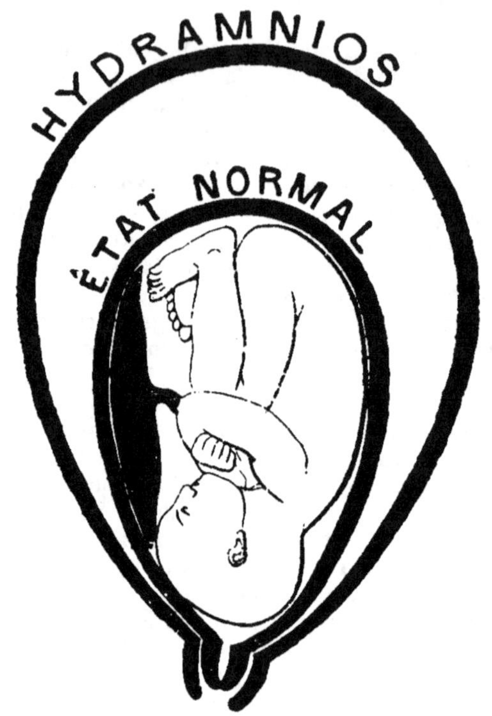

HYDRAMNIOS

On entend par *hydramnios* l'exagération dans la quantite du liquide amniotique qui entoure le fœtus, quantité qui au lieu d'être de 500 grammes, état normal, est portée à 1 000 grammes ou au delà.

L'hydramnios se reconnait au volume exagéré du ventre, par rapport à l'époque de la grossesse sans qu'il y ait gémellité, et à la sensation de flot qui est pathognomonique. — Au toucher la partie fœtale présente une mobilité exagérée et le col un effacement plus ou moins prononcé dans les derniers temps de la grossesse avant le début du travail.

La conduite à tenir varie avec la forme de l'hydramnios.

S'il s'agit d'hydramnios *aiguë*, c'est-à-dire à rapide développement, susceptible de conduire la femme à la mort par asphyxie progressive, il faudra pratiquer la ponction capillaire de l'œuf à travers la paroi abdominale, ponction qu'on renouvellera plusieurs fois si on la juge nécessaire ; si ces ponctions ne suffisent pas et si le liquide se reproduit toujours avec la même facilité, il faudra recourir à l'expulsion provoquée par les moyens ordinaires (sonde de Krause ou rupture des membranes par l'orifice utérin).

Dans l'hydramnios *chronique* l'intervention est nulle ; on se contentera de rechercher attentivement la syphilis, cause habituelle de l'hydropisie et, si elle existe, de diriger contre elle un traitement approprié. — Ce traitement anti-syphilitique aura le double avantage de lutter contre la production de l'hydramnios, et aussi contre la mort de l'enfant, conséquence ordinaire de la syphilis.

Au moment de l'accouchement il faudra surveiller la présentation, car avec la mobilité du fœtus les présentations vicieuses ne sont pas rares. — Si l'abondance du liquide est une cause de paresse utérine, amenant l'inertie du travail, on procédera à la rupture prématurée de la poche des eaux en empêchant, par l'obstruction manuelle de la vulve, l'écoulement trop rapide du liquide amniotique, qui pourrait entraîner la procidence du cordon.

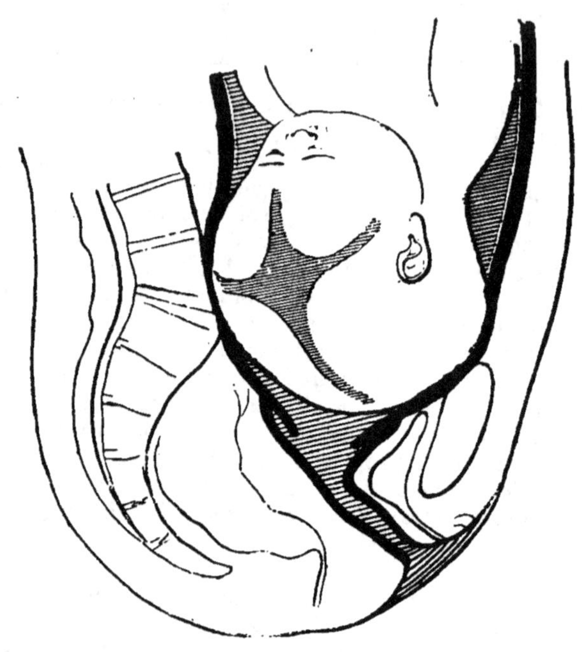

HYDROCÉPHALIE
Tête première.

—

    L'accumulation anormale de sérosité dans l'intérieur de la cavité crânienne constitue l'hydrocéphalie et devient une cause importante de dystocie, en rendant la tête trop volumineuse pour franchir la filière pelvienne.

    Le diagnostic de l'hydrocéphalie se fait, *tête première*, par la notion de fontanelles et sutures démesurément grandes; — la suture sagittale, par exemple, au lieu de présenter un simple sillon de 1 à 2 millimètres, séparant les deux pariétaux, a 1 centimètre quelquefois même 2 centimètres de largeur; — le lambda, au lieu d'une fontanelle virtuelle, présente un espace membraneux assez large, qui sépare les trois os limitrophes, c'est-à-dire l'occiput et les deux pariétaux.

Pendant la grossesse le diagnostic de l'hydrocéphalie peut dans quelques cas être présumé d'après le volume de la tête, qui déborde la symphyse pubienne; mais ce n'est guère que pendant le travail par le toucher direct que le diagnostic deviendra certain, et ce n'est qu'à ce moment qu'on aura à intervenir.

Si l'hydrocéphalie est peu accentuée l'accouchement pourra se faire spontanément, ou à l'aide d'une application de forceps; mais si l'hydrocépalie est accentuée il sera indispensable de recourir à une intervention plus sérieuse. — L'enfant étant en principe condamné à succomber, s'il naît vivant, peu de temps après sa naissance, c'est sur lui qu'il faudra agir pour terminer l'accouchement et non sur la mère par la symphyséotomie ou l'opération césarienne par exemple, car il est inutile de l'exposer pour un enfant qui n'est pas viable. — Aussi, si l'accouchement est impossible, on aura recours à l'embryotomie, c'est-à-dire à la perforation et au broiement du crâne; la simple ponction capillaire qui a été conseillée par quelques accoucheurs suffit souvent, mais comme elle ne permet pas plus que l'embryotomie la survie de l'enfant, mieux vaut avoir recours de suite à l'opération la plus radicale.

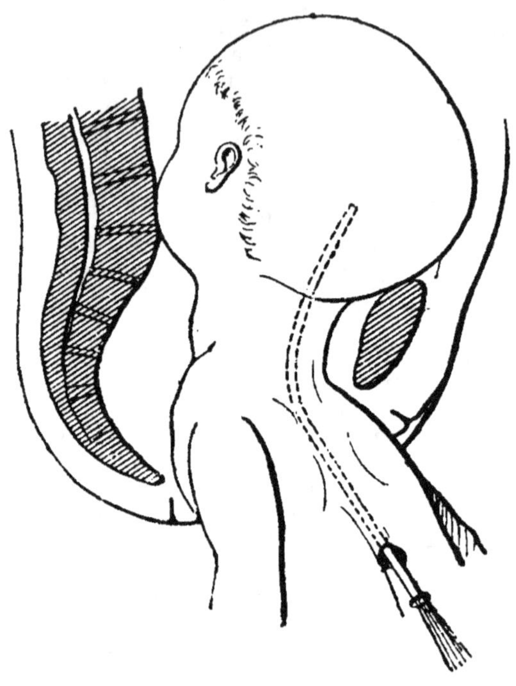

HYDROCÉPHALIE

Tête dernière.

La tête hydrocéphale, c'est-à-dire distendue par de la
sérosité, peut être arrêtée dernière au détroit supérieur
après l'expulsion du tronc ; de même qu'au cas précédent 75
elle a été arrêtée première.

Le diagnostic en pareil cas se fait par le toucher manuel intra-utérin ; en glissant les doigts entre la partie fœtale
et les tissus maternels, il faut contourner la tête et arriver

jusqu'à la suture sagittale et les deux fontanelles qui la terminent; — c'est à l'élargissement de cette suture ou de ses deux fontanelles terminales qu'on reconnaîtra l'hydrocéphalie.

Malheureusement ce diagnostic n'est pas toujours possible à cause de l'exiguïté de l'espace laissé à la main pour arriver jusque dans l'utérus.

Mais dans ce cas de tête retenue au détroit supérieur, alors que le diagnostic étiologique est douteux, comme l'enfant succombe promptement il y a indication de réduire les dimensions de la tête; on pourra d'abord procéder comme s'il y avait hydrocéphalie en évacuant le liquide hydrocéphalique par le canal rachidien, et si elle n'existe pas agir plus énergiquement.

La thérapeutique de l'hydrocéphalie consiste en pareil cas à ouvrir le canal rachidien vers le milieu de la région dorsale, et à faire pénétrer par cette ouverture une sonde en caoutchouc durci jusque dans la cavité crânienne en la poussant simplement le long du canal rachidien.

S'il y a hydrocéphalie, la sérosité s'écoule aussitôt que l'extrémité de la sonde arrive au contact du liquide.

Si le liquide s'écoule, on laisse la tête se vider suffisamment, après quoi on procède à son extraction manuelle par les moyens ordinaires; — vu sa réduction, on pourra d'habitude l'amener sans difficulté.

Si l'extraction reste impossible malgré l'écoulement de liquide, ou si cet écoulement n'a pas lieu, indiquant ainsi qu'il existe une autre cause de dystocie, on procédera à l'embryotomie céphalique, et sur cette tête dernière c'est l'application du cranioclaste qui sera le plus facile et qui donnera les meilleurs résultats.

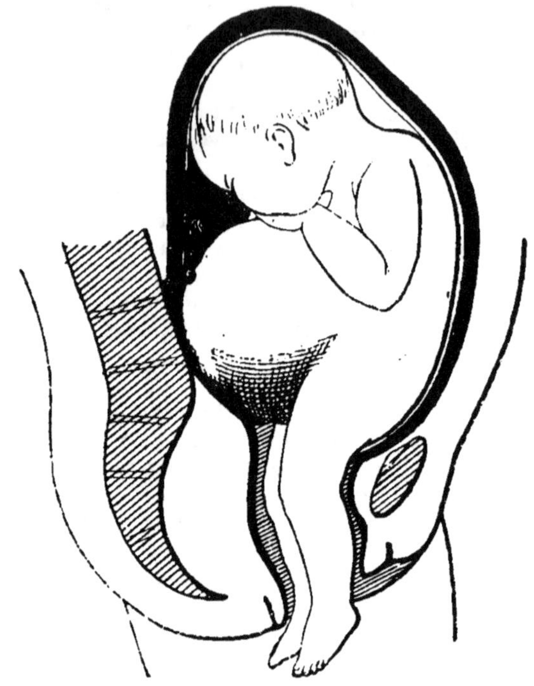

ASCITE FŒTALE

L'ascite est à la cavité abdominale ce qu'est l'hydrocéphalie à la cavité crânienne. — Or la distension de la cavité péritonéale par de la sérosité peut amener de sérieuses complications, au moment de l'accouchement.

L'accouchement a lieu tête première ou tête dernière ; voyons l'aspect clinique et la conduite à tenir dans chacune de ces deux alternatives.

Tête première. — L'accouchement a normalement marché pour l'expulsion de la tête, les épaules sont sorties ou sont encore dans l'intérieur des organes génitaux, puis à partir de ce moment l'extraction devient impossible.

On introduit alors la main dans l'intérieur des organes génitaux en la glissant le long du fœtus, et l'on peut arriver sur l'abdomen qui présente un volume exagéré.

Pour terminer l'accouchement il faut procéder à la ponction de l'ascite; — à l'aide d'un appareil aspirateur ou simplement d'un trocart sans appareil d'aspiration, on va sous la conduite du doigt ponctionner l'abdomen; une fois la sérosité évacuée, l'extraction du fœtus s'opère sans difficulté.

Tête dernière. — L'enfant s'est présenté par le siège; — jusqu'à la dilatation complète, l'accouchement a marché normalement; — alors que la dilatation est complète depuis un certain temps, on est étonné de ne pas assister à la descente de la partie fœtale, et l'on se met en devoir de procéder à son extraction.

On abaisse un ou les deux pieds, et l'on tire dans la direction voulue comme pour l'extraction dans les cas ordinaires, mais on ne peut obtenir l'engagement de la partie fœtale.

En introduisant alors la main dans les organes génitaux, on ne tarde pas à se rendre compte du volume exagéré de l'abdomen; il faut alors, de même que tout à l'heure, procéder à la ponction du péritoine et, après l'évacuation de la sérosité, l'extraction devient facile.

Ces fœtus atteints d'ascite ont en général des malformations multiples et ne sont d'ordinaire pas viables.

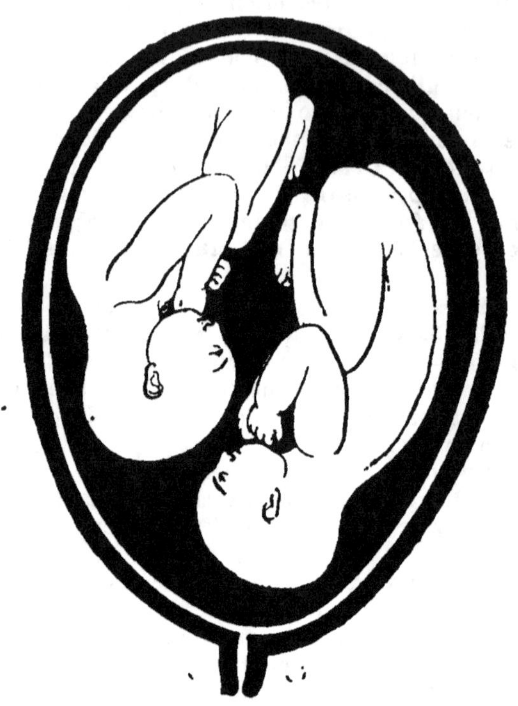

GÉMELLITÉ

Fœtus en 99. — Deux sommets.

———

Les deux enfants se présentent par le sommet; — l'un a d'habitude la tête profondément engagée dans l'excavation pelvienne, alors que l'autre extrémité céphalique occupe la fosse iliaque.

La période de dilatation ne présente aucune particularité; — au moment de l'expulsion l'enfant, qui se présente le premier, sort suivant les lois normales de l'accouchement ; — la conduite à tenir pendant la sortie de ce premier enfant est identique à celle d'un accouchement simple, et, s'il y a lieu d'intervenir par une application de forceps, les indications et le mode d'application en seront les mêmes.

Le premier enfant est né, on aura soin de faire une double ligature au cordon, et de sectionner entre ces deux ligatures, de telle sorte que, s'il y a un placenta unique avec circulation commune, le sang du second ne puisse sortir par la section du cordon appartenant au premier enfant.

Le premier enfant étant confié à un aide, on s'occupe de l'accouchement du second ; — après quelques instants de calme utérin, les contractions recommencent, le sommet du deuxième enfant s'engage, la dilatation étant toute faite, ce second accouchement a lieu sans difficultés. — Autant que possible il sera préférable d'abandonner à la nature ce second accouchement ; s'il existe une poche des eaux distincte, on la rompra aussitôt que la partie fœtale sera franchement engagée dans la filière génitale et qu'elle aura franchi l'orifice externe de l'utérus. — Cependant il sera bon d'intervenir, quand, la partie fœtale ne s'engageant pas, le col tend à revenir sur lui-même ; — si en effet le col se referme, une nouvelle dilatation sera nécessaire pour le second accouchement. — Aussitôt qu'on voit le col se refermer, après avoir rompu la poche des eaux s'il en existe une, on interviendra soit par le forceps si la tête est facilement accessible, soit par la version pelvienne par manœuvres internes dans le cas contraire.

La délivrance se fait comme après un accouchement ordinaire.

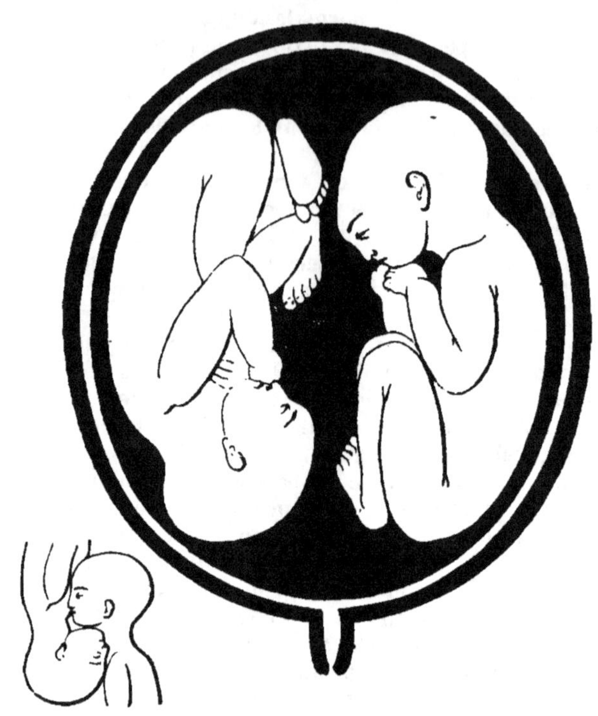

GÉMELLITÉ

Fœtus en 69. — Siège et tête.

La grossesse étant gémellaire, un des fœtus se présente par le sommet et l'autre par le siège.

Le diagnostic est en général facile à l'aide de la palpation; l'auscultation fournit aussi de précieux renseignements.

Au moment de l'accouchement deux alternatives peuvent se produire, la première naissance a lieu soit par le sommet soit par le siège.

1° *Sommet premier.* — Si la première naissance se fait par le sommet, il est rare qu'il y ait des difficultés pour les deux accouchements successifs, le premier ayant lieu par le sommet et le second par le siège. — On se comporte à l'égard de ces deux accouchements successifs, comme on le fait pour deux accouchements simples par le sommet et par le siège ; — quant aux détails spéciaux à l'accouchement gémellaire se reporter au cas 78.

2° *Siège premier.* — Mais il n'en est pas de même quand le premier accouchement se fait par le siège, car en pareil cas, alors que le tronc du premier enfant est sorti, les deux têtes, celle du premier et du deuxième enfant sont susceptibles de s'accrocher l'une à l'autre au détroit supérieur, ainsi que l'indique la figure ci-jointe, et de devenir ainsi une source de dystocie importante.

Que faire quand cet accrochement se produit ?

Il est surtout grave, quand les deux mentons se rencontrent ; c'est la situation que nous allons examiner.

En pareil cas, introduisant une main dans l'intérieur des organes génitaux, on essayera de repousser la tête du deuxième enfant de manière à libérer celle du premier. — Si l'on ne réussit pas, on tentera d'aller chercher la bouche du premier enfant de manière à fléchir la tête, ce qui produirait le décrochement ; on pourra encore tenter d'imprimer un mouvement de rotation au tronc pour faire tourner la tête dans les organes génitaux. — Si par aucune de ces manœuvres on ne réussit, il faudra pratiquer la décollation du premier enfant, extraire le second par le forceps, et procéder ensuite à l'extraction de la tête du premier enfant, restée seule dans l'utérus.

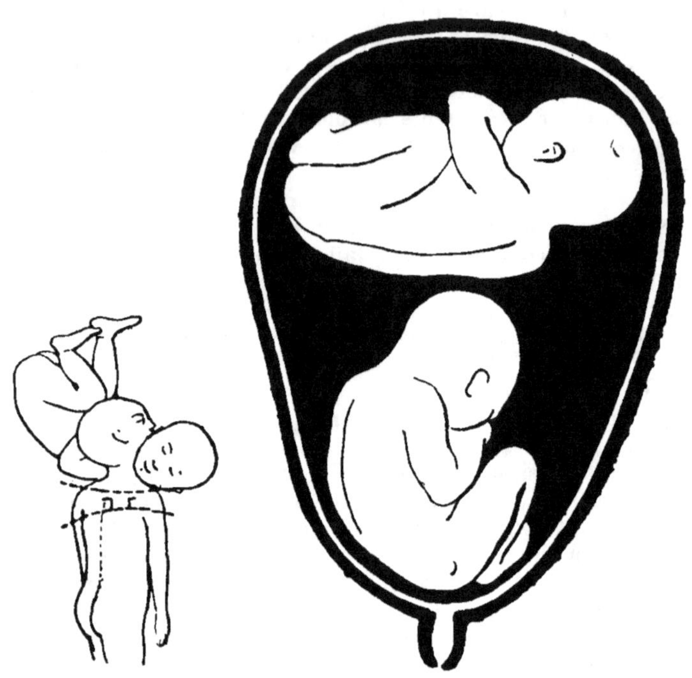

GÉMELLITÉ

Fœtus en T. — Siège et thorax.

La grossesse es gémellaire; les fœtus sont disposés de telle sorte que l'inférieur est vertical et se présente soit par le sommet, soit par le siège, je suppose ici le siège; tandis que le supérieur est transversal et après la sortie du premier enfant se présentera vraisemblablement par le thorax, variété épaule.

La situation des deux fœtus, l'un par rapport à l'autre, rappelle assez la configuration d'un T.

Au moment de l'accouchement la sortie du premier enfant peut se faire sans difficultés, et on assistera à une expulsion banale par le siège.

Aussitôt ce premier enfant sorti, il importera de vérifier la présentation du second; il est possible que spontanément la présentation se soit modifiée, et qu'au lieu d'un thorax on ait un sommet ou un siège, auquel cas on laissera l'accouchement se terminer spontanément. — Mais si on constate une présentation de l'épaule, sans plus attendre on procédera à l'accouchement en pratiquant une version podalique par manœuvres internes.

Nous avons vu le premier enfant naître sans difficultés, mais il se peut que l'abaissement prématuré du second fœtus amène l'accrochement des deux enfants, le menton du premier venant prendre point d'appui sur le cou du second, ainsi que l'indique la figure ci-jointe. — L'extraction devient alors particulièrement pénible. — Il faudra avec la main, introduite dans les organes génitaux, essayer de repousser le deuxième fœtus. — Si on n'y parvient pas, tenter, en passant entre les deux enfants, d'introduire le doigt dans la bouche du premier enfant, de manière à le dégager en lui fléchissant la tête. — Si on échoue dans ces diverses tentatives, il faudra sacrifier un des deux enfants, celui qui a le moins de chances de vie, et sectionner le cou de l'un ou de l'autre; — un des cous sectionné. l'extraction de l'autre enfant devient facile, par de simples tractions avec manœuvre de Mauriceau s'il s'agit du premier enfant, par la version et l'extraction s'il s'agit du second

———

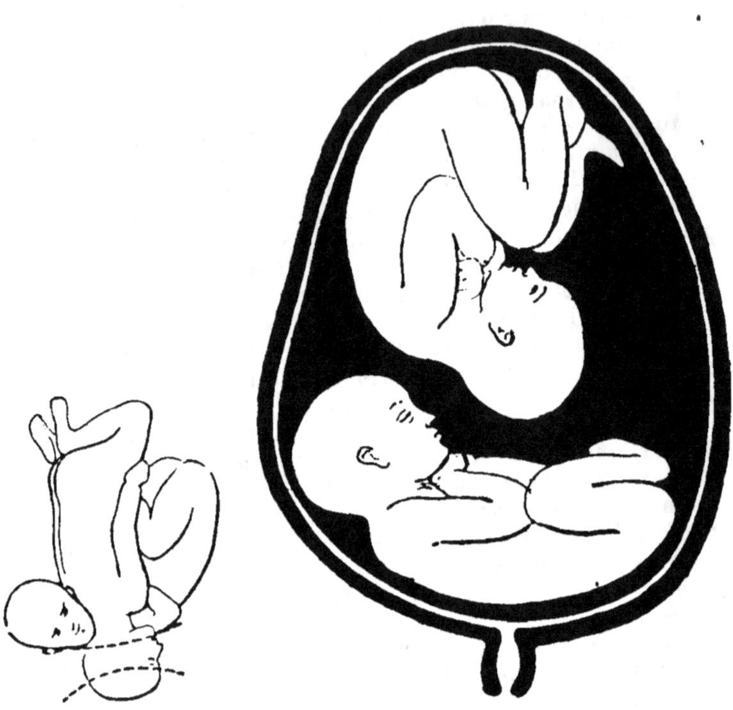

GÉMELLITÉ

Fœtus en T renversé. — Thorax et sommet.

Les fœtus gémellaires sont disposés dans la cavité utérine, de telle sorte que le premier se présente transversalement par l'abdomen ou le thorax, tandis que le supérieur, placé au-dessus du précédent, est situé verticalement, et *tend* à se présenter par le sommet ou le siège ; supposons le sommet.

L'attitude de deux fœtus l'un par rapport à l'autre rappelle assez bien un T renversé.

Que va-t-il se passer au moment de l'accouchement et quelle conduite tenir ?

Les deux fœtus peuvent conserver l'attitude qu'ils avaient pendant la grossesse, le supérieur restant au fond de l'utérus, et l'inférieur occupant tout le segment inférieur de l'utérus. — Si, en pareil cas, on n'intervient pas pour la sortie du premier fœtus, l'accouchement restera impossible ; il faut donc, aussitôt que la dilatation est complète, procéder à l'extraction de cet enfant, après avoir fait la version podalique par manœuvres internes. — Le second enfant se présente par le sommet ; on surveille son accouchement comme dans une parturition normale par le sommet.

Mais avant la sortie du premier enfant une autre alternative est susceptible de se produire : le deuxième enfant, c'est-à-dire le plus élevé, poussé par les contractions utérines dans la direction de la filière génitale, vient s'engager par le sommet dans l'excavation pelvienne, et alors se produit un véritable accrochement des deux fœtus, de telle sorte que si on applique le forceps sur la tête engagée, l'épaule de l'enfant saisi va buter contre le cou de l'autre fœtus. — Il faut, en pareil cas, après application du forceps essayer, en introduisant la main, de repousser le cou qui gêne l'extraction. — Si on n'y parvient pas, comme il est à peu près impossible, étant donnée la présence de la tête dans l'excavation, d'aller sectionner le cou qui constitue l'obstacle, on fera le broiement et le morcellement de la tête, qui occupe l'excavation, de manière à pouvoir ensuite extraire par la version l'enfant resté sain. On extraira ensuite le reste de l'autre fœtus.

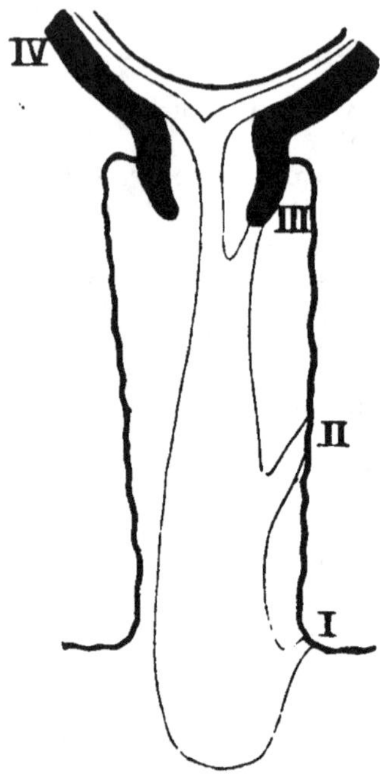

HÉMORRAGIES GRAVIDIQUES

Quand, pendant la grossesse, du sang s'échappe par les organes génitaux, il faut, aux points de vue diagnostique, pronostique et thérapeutique, en chercher la source successivement :

     I. A la vulve ;
     II. Au vagin ;
     III. Au col de l'utérus ;
     IV. Au corps de l'utérus.

Vulve et vagin. — Tout traumatisme, amenant une solution de continuité, est susceptible de produire une hémorragie vulvaire ou vaginale suivant son siège ; — à moins d'un traumatisme grave, l'hémorragie est d'habitude sans conséquence fâcheuse ni pour la femme ni pour la grossesse ; — on arrêtera l'hémorragie par les moyens habituels : compression, pincement, ligature.

Une hémorragie peut aussi se produire spontanément, au niveau de la vulve ou du vagin par suite d'une rupture variqueuse, ou à la surface d'une ulcération épithéliomateuse ; — la compression suffira à arrêter l'écoulement sanguin.

Col de l'utérus. — En dehors des traumatismes, relativement rares à cause de la profondeur de l'organe, les hémorragies d'origine cervicale proviennent ordinairement d'une ulcération soit simple (ectropion inflammatoire), soit épithéliomateuse ; quelquefois à la suite d'un polype fibreux inséré dans cette région. — L'hémorragie a souvent pour cause déterminante le coït, une injection, le toucher explorateur. — L'arrêt de l'hémorragie est d'habitude spontané, pourvu que la femme se repose dans la situation horizontale ; sinon on en viendrait à bout avec un tamponnement vaginal à la gaze iodoformée.

Corps de l'utérus. — L'hémorragie, qui a pour origine, le corps de l'utérus, résulte presque constamment du décollement du placenta, soit prævia, soit normalement inséré, que ce décollement soit spontané ou qu'il soit produit par une manœuvre abortive. — En pareil cas, la thérapeutique est exactement celle de la menace d'avortement (voir cas 2) ou du placenta prævia (voir cas 8 à 11) ; le diagnostic du placenta prævia ne sera en général possible qu'avec une grossesse assez avancée, arrivée à son dernier trimestre.

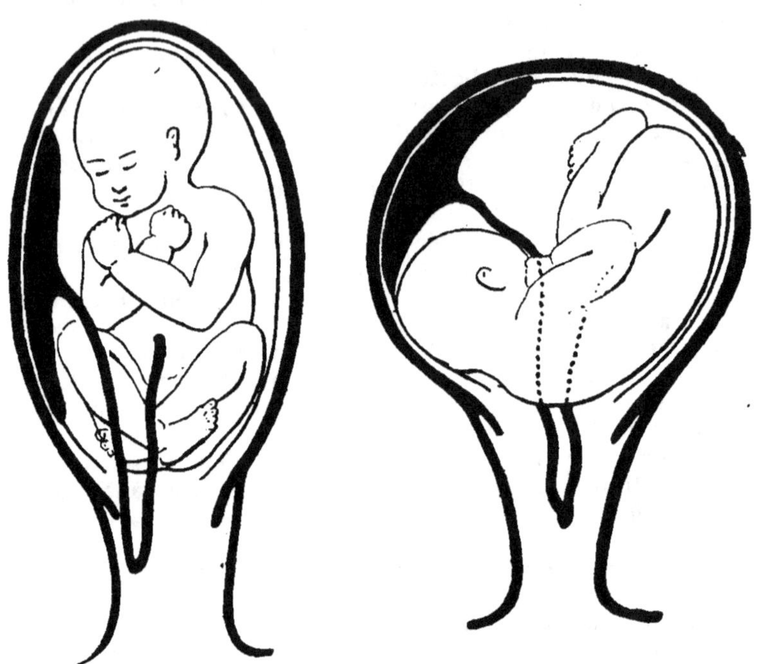

PROCIDENCE DU CORDON

Présentations du siège et du thorax.

On dit le *cordon procident*, quand il vient s'insinuer entre la partie fœtale qui se présente et le canal génital.

Le danger de cette procidence est la mort du fœtus par compression du cordon.

Le traitement varie suivant qu'il s'agit d'une présentation du siège ou du thorax (voir cas 84 pour les présentations du sommet et de la face).

Présentation du siège. — La procidence n'a d'importance que si la poche des eaux est rompue, car avec une poche **intacte**, c'est-à-dire avec une procidence intra-ovulaire, les dangers de compression sont à peu près nuls. — Si la poche des eaux est rompue, et si la dilatation est complète, on procédera de suite à l'extraction ; mais si la dilatation est incomplète on surveillera la circulation fœtale. — Quand cette circulation se fait bien, que les battements sont nettement perceptibles à l'abdomen par le stéthoscope, et au niveau du cordon par le toucher, ou mieux le pincement de la tige funiculaire entre l'index et le médius, on laissera la dilatation s'accomplir normalement ; mais quand les battements se ralentissent, quand il y a en un mot des signes de compression, on tentera la réduction à l'aide d'une longue pince à pansement avec laquelle on saisira légèrement le cordon qu'on repoussera dans l'intérieur de la cavité utérine (voir pour les détails mon *Traité d'accouchements*, 2ᵉ édition, page 595). — Si le cordon a tendance à retomber, on le maintiendra réduit en laissant la pince à demeure.

Présentation du thorax. — La conduite à tenir offre la plus grande analogie avec celle qui vient d'être tracée pour la présentation du siège. — Pas de danger, tant que la poche des eaux est intacte ; quand elle est rompue, si la dilatation est complète, faire la version podalique par manœuvres internes pour remédier à la fois à la présentation et à la procidence. — S'il y a procidence pendant la période de dilatation, surveiller la circulation fœtale et, s'il y a compression, faire la version pelvienne par manœuvres mixtes, ou réduire le cordon à l'aide d'une longue pince comme pour le siège.

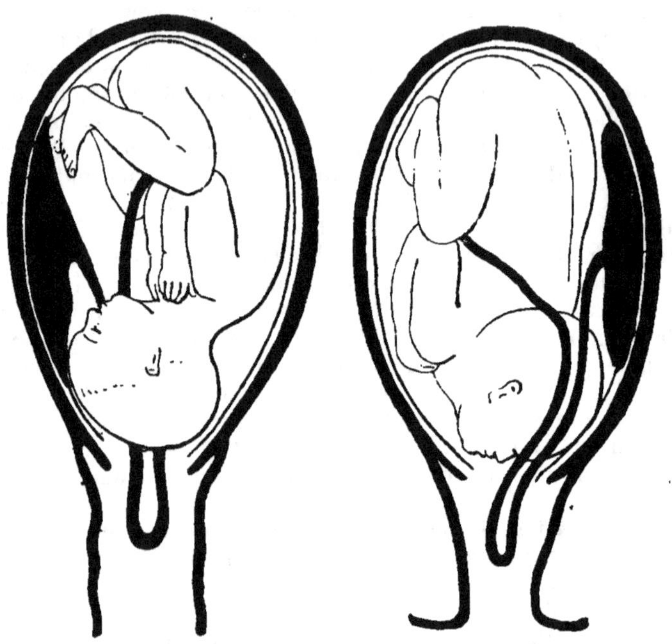

PROCIDENCE DU CORDON

Présentation du sommet et de la face.

La procidence du cordon est relativement moins fréquente avec les présentations du sommet et de la face, qu'avec celles du siège ou du thorax, mais quand elles se produisent elles sont aussi plus dangereuses, la compression étant plus efficace avec l'extrémité céphalique qu'avec le siège ou le thorax.

Le diagnostic de la procidence est facile, alors que la poche des eaux est rompue ; le toucher révèle la présence du cordon qu'on reconnait facilement aux battements dont il est le siège. — Quand elle est intacte, ce diagnostic est plus délicat, mais il a moins d'importance, l'expectation étant la règle en pareil cas.

La conduite étant la même avec les présentations du sommet et avec celles de la face, auxquelles je pourrai joindre celle du front, je les réunis en une même description, tout en prenant le sommet comme type.

Tant que la *poche des eaux est intacte*, la présence du liquide amniotique protégeant le cordon, surveiller la circulation fœtale, mais n'intervenir que si elle se ralentissait ; auquel cas on ferait mettre la femme dans la position génu-pectorale, la pesanteur attirant dans cette position le cordon vers le fond de l'utérus. — **En** cas d'insuccès rompre la poche des eaux et agir comme il va être indiqué.

La *poche des eaux est rompue.*

Si la dilatation est complète (je suppose le fœtus vivant, car avec un fœtus mort la procidence du cordon n'a plus d'importance), on terminera de suite l'accouchement par la version suivie de l'extraction manuelle ou par le forceps, suivant que l'un ou l'autre mode d'intervention est indiqué.

Si la dilatation est incomplète, on réduira le cordon avec la main, quand la dilatation permet de pénétrer dans la cavité utérine ; sinon on prendra une longue pince à pansements avec laquelle on saisira le cordon superficiellement, de manière à ne pas comprimer les vaisseaux qui se trouvent à son intérieur ; on repoussera le cordon au-dessus de la tête et on détachera la pince. — Si le cordon retombait, on recommencerait de même, mais on laisserait la pince quelque temps en place avant de l'enlever.

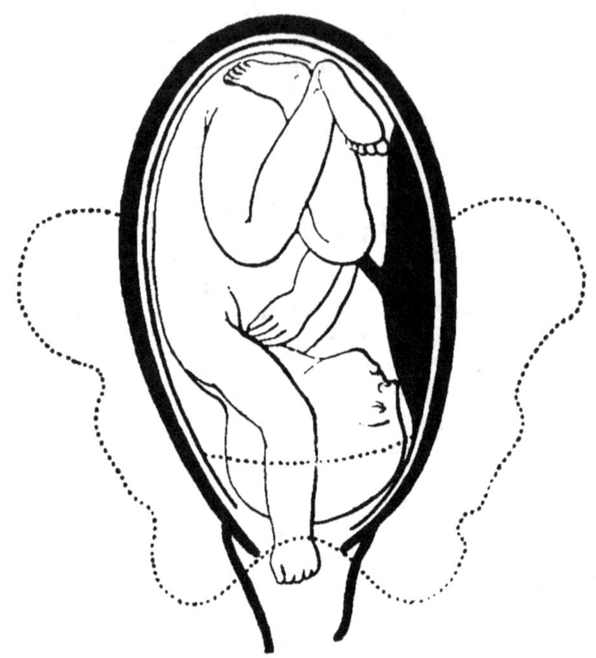

PROCIDENCE DES MEMBRES

———

Un membre est procident, quand il vient se placer à côté de la partie fœtale qui se présente, sans dépendre de cette partie fœtale.

Les procidences sont sans importance avec une présentation du siège ou du thorax, elles sont au contraire une source sérieuse de dystocie avec les présentations de l'extrémité céphalique : sommet, face ou front.

Je prends comme type la procidence d'un bras avec une

présentation du sommet; ce cas résume toute la thérapeutique des procidences. — Au cas suivant 86, nous verrons d'ailleurs les procidences combinées.

En pratiquant le toucher, on sent à côté de la partie fœtale dure, régulière, volumineuse, que constitue le sommet, la main, et on arrive même parfois jusqu'à l'avant-bras. — La main peut occuper un point quelconque du pourtour céphalique, c'est-à-dire peut être rencontrée en arrière, en avant, ou latéralement.

La procidence a comme conséquence fâcheuse de gêner la progression de la partie fœtale qui se présente.

Comment convient-il de se comporter à son égard ?

Si la poche des eaux est intacte, mieux vaut s'abstenir de toute manœuvre, qui aurait pour résultat indirect sa rupture; — avec les membranes intactes il y a souvent réduction spontanée de la procidence.

Quand les membranes sont rompues.
Si la dilatation est complète, on essayera de refouler le membre procident avec la main; si cette manœuvre échoue et que la procidence empêche l'accouchement spontané, on aura recours à l'extraction, soit manuelle, soit avec le forceps. — L'extraction manuelle se fera après version podalique, alors que la partie fœtale est élevée et mobile au détroit supérieur; sinon on appliquera le forceps, en glissant la cuiller de l'instrument entre le membre procident et la partie fœtale à saisir, sans se préoccuper de lui au moment des tractions.

Pendant la période de dilatation, on tentera de réduire le membre procident avec un ou deux doigts introduits dans l'orifice interne; — si on échoue on attendra, sans plus insister, la dilatation complète; nous savons comment intervenir à ce moment.

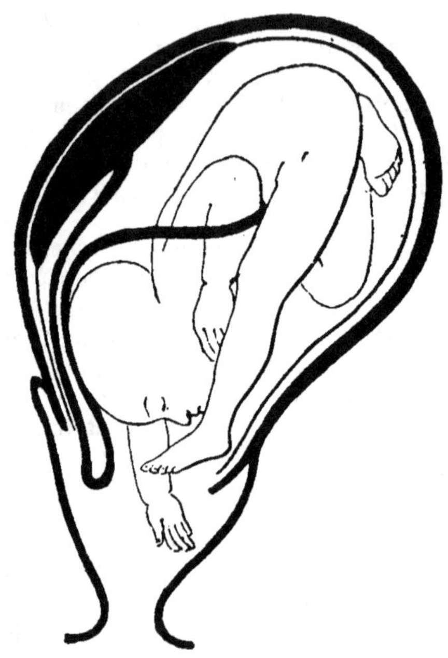

PROCIDENCES MULTIPLES

(Pied. — Main. — Cordon.)

Soit une présentation de la face en MIGT, avec procidence simultanée d'une main, d'un pied et du cordon ; — le cas est à peu près aussi complexe que possible.

La présence du pied, de la main et du cordon, se reconnaîtra à l'aide du toucher, et, au milieu de ces procidences multiples, on sentira la face avec ses caractères habituels.

Quelle conduite tenir en pareil cas ?

Tant que la *poche des eaux est intacte*, on n'interviendra pas, mais on laissera la dilatation se compléter en prescrivant à la femme la situation horizontale, c'est-à-dire en la maintenant couchée, de manière à retarder autant que possible la rupture des membranes.

Quand les *membranes sont rompues* avant la dilatation complète, on essayera, à l'aide de deux doigts introduits dans le col, de repousser au-dessus de la tête le membre et le cordon procidents. — Si on échoue, on attendra la dilatation suffisante pour l'introduction de la main dans l'utérus. — Toutefois si les bruits du cœur fœtal se ralentissaient, il faudrait tenter de réduire le cordon à l'aide d'une longue pince à pansement (voir cas 83 et 84).

A *la dilatation complète*, on peut intervenir de deux façons :

Soit introduire la main dans l'utérus, repousser les membres et le cordon procidents, puis appliquer le forceps pour extraire le fœtus ;

Soit saisir le pied procident, l'attirer vers le vagin pour faire évoluer le fœtus, et faire ainsi la version podalique qu'on termine par l'extraction manuelle.

On préférera le premier mode d'agir (forceps), si la tête est fixée au détroit supérieur, si l'utérus est rétracté, et rend par conséquent l'évolution du fœtus difficile ou dangereuse. Quand, au contraire, la tête est mobile au détroit supérieur, quand l'utérus est encore souple dans l'intervalle des contractions, il ne faudra pas hésiter à faire la version et l'extraction manuelle.

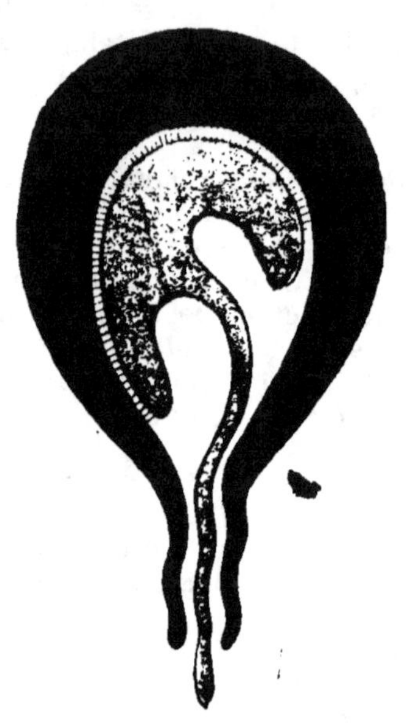

RÉTENTION DU PLACENTA

sans hémorragie.

La rétention du placenta et avec lui des membranes existe, quand le cercle utérin est suffisamment rétracté pour empêcher l'introduction de la main dans l'utérus ; je n'envisage ici que la délivrance à terme (voir pour l'abortive le cas 4).

Cet accident est des plus graves, car il expose à la septicémie par putréfaction du placenta, et à des hémorragies difficiles à combattre alors que le placenta se décolle.

Le traitement est préventif et curatif.

Préventif. — Quand la délivrance est surveillée par une personne expérimentée, la rétention du placenta ne doit pas se produire. — Car si une heure après l'accouchement la délivrance n'est pas terminée, on pratiquera le toucher, et si on voit que, le placenta n'étant pas décollé, l'orifice interne de l'utérus, le seul qui constitue à ce moment un obstacle sérieux, vient à se rétracter, on introduira la main dans l'utérus, on décollera le placenta et on l'entraînera au dehors, en un mot, on fera la *délivrance artificielle.*

Curatif. — La rétention du placenta est constituée ; on est par exemple appelé trois ou quatre heures après l'accouchement pour une délivrance non faite ; l'orifice utérin est trop fermé pour permettre l'introduction de la main. — *Il n'y a pas d'hémorragie.* — Quelle conduite convient-il de tenir?

Quelques accoucheurs sont partisans de l'intervention immédiate, — d'autres préfèrent attendre un certain laps de temps.

Pour ma part j'attends douze à vingt-quatre heures, car souvent la délivrance s'accomplit spontanément dans ce laps de temps par une sorte de second accouchement.

Mais si au bout de vingt-quatre heures la délivrance n'est pas effectuée, je dilate le col, d'abord à l'aide d'un fagot de laminaires, puis avec des sacs élastiques gonflés dans le col, et, quand je juge la dilatation suffisante pour permettre la pénétration de la main, au bout de un à deux jours, j'anesthésie la femme et je procède à la délivrance artificielle en introduisant la main dans l'utérus.

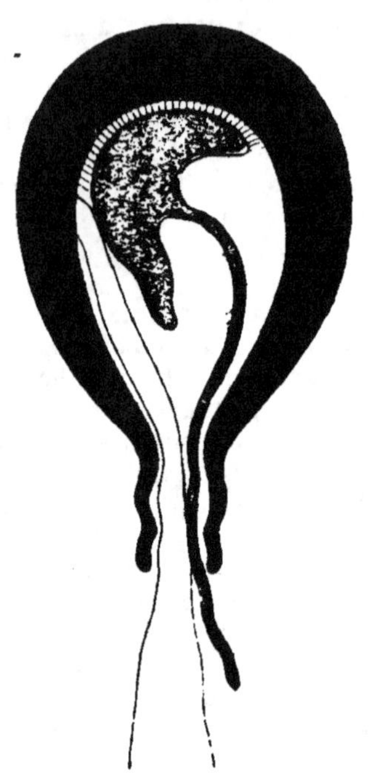

RÉTENTION DU PLACENTA

avec hémorragie.

———

Le cas est analogue au précédent et se produit dans les mêmes circonstances, mais avec cette différence qu'il y a une hémorragie, dont la continuation peut mettre en péril l'existence de la femme.

Alors qu'on est appelé trois ou quatre heures après l'accouchement auprès de la femme non délivrée, c'est moins pour la rétention du placenta qu'on demande assistance que pour l'hémorragie, qui jette un juste effroi dans l'entourage.

Je ne parlerai pas ici du traitement préventif de cet accident, traitement qui est le même que celui exposé au cas précédent 87 ; je passe de suite au traitement curatif qui doit être promptement efficace, si on veut sauver la patiente.

L'intervention immédiate s'impose.

Voici le détail de cette intervention :

Après avoir placé la patiente sous l'anesthésie chloroformique, qui est nécessaire pour vaincre la résistance de l'orifice utérin, et qui demande d'autre part à être attentivement surveillée, à cause de l'état de faiblesse causé par l'hémorragie, pendant que la *main gauche* maintient solidement à travers la paroi abdominale le globe utérin, la *main droite*, avec les doigts disposés en cône, est introduite dans le vagin puis dans le col utérin.

Avec le sommet du cône digital on tente progressivement de pénétrer dans la cavité utérine, profitant des moments de relâchement utérin pour avancer.

Au bout d'un quart d'heure à une demi-heure de ces tentatives, on arrive en général à vaincre la résistance de l'isthme ; on peut alors pénétrer et faire la délivrance artificielle ; ensuite l'hémorragie s'arrête promptement.

Si la pénétration de la main, malgré toute la patience désirable, était impossible, on pratiquerait un tamponnement utérin à la gaze iodoformée, et on recommencerait les tentatives après quelques heures ; — le tamponnement aura dilaté l'orifice et rendra l'intervention relativement facile.

12

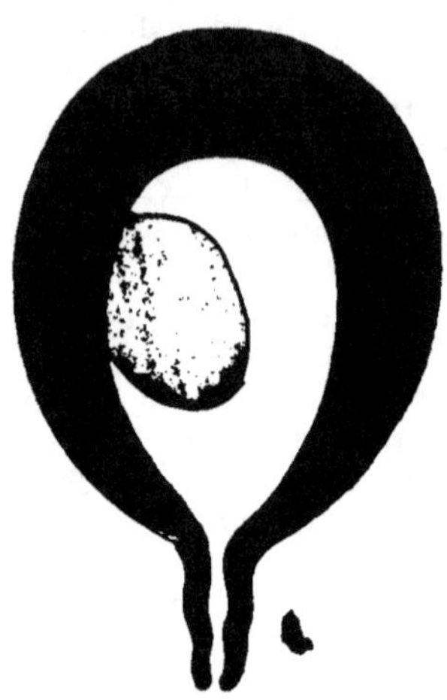

RÉTENTION D'UN COTYLÉDON
placentaire.

Un cotylédon, soit détaché de la masse placentaire, soit accessoire, peut être retenu adhérent dans la cavité utérine.

Le diagnostic de cette rétention se fera :

Au moment de la délivrance, par l'examen de la face utérine du placenta, sur laquelle on constate un manque notable de substance, ou par celui des membranes sur lesquelles courent deux vaisseaux, dont l'aboutissant était le cotylédon retenu ;

Ultérieurement, quand avec des accidents septicémiques on voit s'échapper de l'utérus des débris putréfiés, rappelant par leur aspect la substance placentaire.

Quelle conduite tenir dans l'un et l'autre cas ?

Quand de suite après la délivrance on s'aperçoit qu'il manque une certaine partie de la substance placentaire, ou qu'il y a rétention d'un cotylédon accessoire, il faut sans hésitation, et malgré l'ennui d'imposer de nouvelles souffrances à la femme, introduire la main dans l'utérus, chercher le cotylédon, qui fait une saillie notable à la surface utérine, le détacher doucement à l'aide de l'extrémité des doigts, l'amener au dehors, et pratiquer ensuite une injection dans l'utérus avec une solution phéniquée faible à 1/200 environ, préparée avec de l'eau bouillie ou filtrée.

Si la rétention du cotylédon a passé inaperçue, et qu'il se déclare plus tard des accidents septicémiques avec expulsion de débris gangreneux, on pourra agir de deux façons :

Soit pratiquer le curage avec une curette irrigatrice et après avoir anesthésié la femme;

Soit dilater le canal cervical avec une série de laminaires à un degré suffisant pour introduire l'index, et, la femme étant anesthésiée, abaisser l'utérus à l'aide de pinces de Museux et par la pression à travers la paroi abdominale, introduire l'index pour chercher à détacher le cotylédon adhérent; on y arrive avec le doigt si on abaisse bien l'utérus à travers la paroi abdominale.

Ce *curage digital* est, dans le cas actuel, souvent préférable à l'*instrumental*.

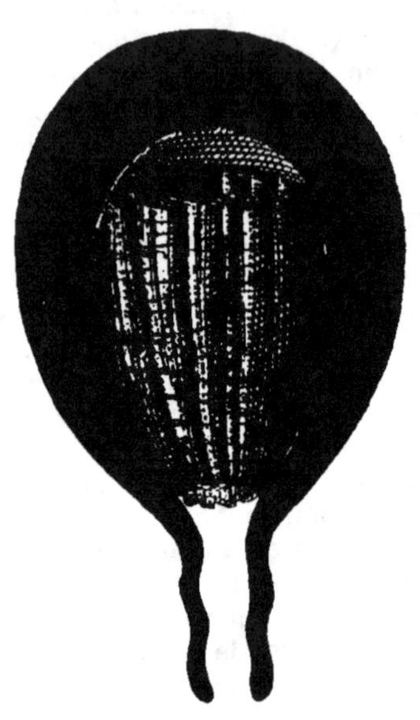

RÉTENTION COMPLÈTE

des membranes.

La rétention complète des membranes est constituée, quand le placenta sort découronné des organes génitaux, laissant derrière lui la totalité des enveloppes ovulaires.

Le diagnostic est facile; il résulte de l'examen du placenta au moment de la délivrance; — puisque le placenta sort seul, c'est que les membranes sont retenues dans la cavité utérine.

La rétention des membranes expose, mais avec une rareté relative, aux hémorragies secondaires et à la septicémie;

c'est donc un accident peu grave quant à ses conséquences immédiates, mais qui peut ultérieurement provoquer de sérieuses complications.

La conduite à tenir en présence de cette rétention varie avec les accoucheurs, les uns étant partisans de l'intervention, les autres, au contraire, de l'expectation.

Les *interventionnistes* introduisent la main dans l'utérus de suite après la sortie du placenta ; ils balayent la surface utérine avec les doigts, de manière à détacher complètement les membranes adhérentes, les enlevant avec la main, et terminent par une injection intra-utérine antiseptique.

Les *expectationnistes* abandonnent les membranes à elles-mêmes, se contentant d'injections vaginales fréquentes, de manière à entraîner les débris qui tombent dans le vagin. — Les membranes sont expulsées dans les deux ou trois jours qui suivent l'accouchement, et leur rétention, alors que l'antisepsie a été rigoureusement observée, est rarement suivie de conséquences fâcheuses.

Il est difficile de se prononcer catégoriquement pour l'une ou l'autre méthode, car, avec une antisepsie rigoureuse, les résultats sont à peu de chose près identiques. — Toutefois, si on craint que pendant l'accouchement toutes les règles de l'antisepsie n'aient pas été rigoureusement observées, il vaudra mieux intervenir, enlever les membranes et laver l'utérus.

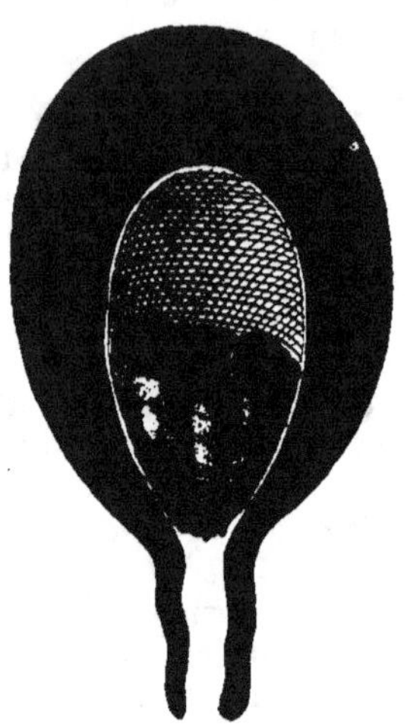

RÉTENTION PARTIELLE

des membranes.

La rétention partielle des membranes peut porter sur un fragment composé de la superposition des trois membranes ovulaires, telles qu'elles sont disposées à l'état normal caduque, chorion, amnios, ou se composer d'un fragment dissocié de l'une d'elles.

Le diagnostic de la rétention partielle des membranes surgit dans trois circonstances différentes :

Soit au moment où, le placenta sorti de la vulve, les membranes tiennent encore à l'utérus ; — si on tire sur le placenta, les membranes se déchirent dans le vagin ; — le diagnostic, en pareil cas, est facile ;

Soit après l'expulsion totale des annexes ; il se trouve que les enveloppes ne paraissent pas constituer la totalité de la poche, ou encore, à la surface de l'amnios, manque une partie du chorion et de la caduque ; — le diagnostic est souvent difficile à porter en pareil cas, surtout quand les membranes ont été plus ou moins tiraillées et déchirées ;

Soit enfin dans les jours consécutifs du *postpartum*, alors que des accidents septicémiques surviennent, et qu'au toucher on trouve tantôt dans le vagin, tantôt à l'orifice utérin, des lambeaux de membranes.

Quand il s'agit de la rétention d'un simple lambeau de membranes, constatée au moment de la délivrance, les accoucheurs sont d'accord pour admettre que l'expectation est le traitement le plus rationnel, à moins qu'il n'y ait hémorragie, ou qu'on ne redoute des accidents septicémiques (fœtus putréfié, manœuvres intra-utérines faites par diverses personnes, etc.), auquel cas il faut enlever les membranes en introduisant la main dans la cavité utérine, et terminer par un lavage bien complet de cette cavité.

Si pendant le *postpartum* il survient des accidents septicémiques, attribués à la rétention des membranes, on fera des injections intra-utérines, et au besoin le curage.

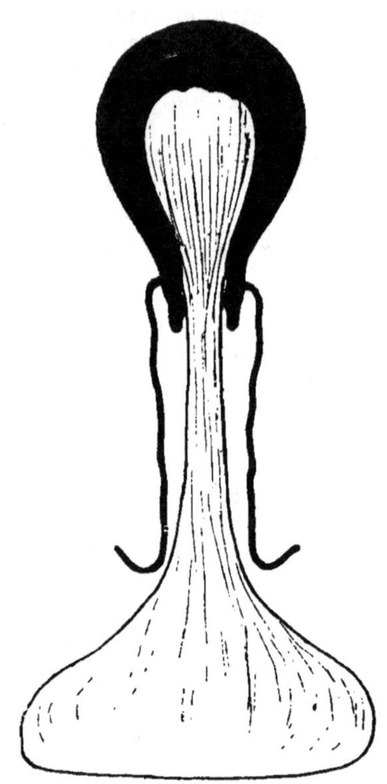

HÉMORRAGIE GRAVE

de la délivrance.

———

L'hémorragie grave de la délivrance, qui survient avant ou après la sortie des annexes, et qui est assez abondante pour amener la mort de la femme en quelques minutes si elle n'est pas convenablement traitée, reconnaît comme cause unique l'*inertie utérine*.

Quand, au moment de l'écoulement sanguin, on palpe le corps de l'utérus à travers la paroi abdominale, on le trouve absolument mou, au lieu de la dureté caractéristique qu'il présente dans les circonstances normales.

Cette hémorragie *grave*, encore dénommée *foudroyante*, réclame un traitement prompt, sûr et énergique; la moindre hésitation peut coûter la vie à la patiente.

L'indication est triple :

> Exprimer l'utérus,
> Le vider de son contenu,
> Le tamponner.

1° Exprimer l'utérus en le saisissant à travers la paroi abdominale et en le comprimant énergiquement comme s'il était une éponge qu'on désire réduire à son volume minimum.

2° Introduire simultanément l'autre main dans la cavité utérine, pour entraîner tous les caillots accumulés dans son intérieur, pour enlever les débris de membranes ou de placenta, qui ont pu être retenus dans son intérieur, ou pour pratiquer la délivrance artificielle si les annexes n'ont pas encore été évacuées.

3° Après quoi on fera le tamponnement utéro-vaginal à la gaze iodoformée. — La femme étant placée en position obstétricale et le col amené à la vulve à l'aide d'une ou deux pinces de Museux, on portera dans l'utérus au moyen d'une pince à pansement, ou plus simplement des doigts, l'extrémité d'une bande de gaze iodoformée ou simple, mais bien aseptique, longue de 5 mètres et large de 10 à 15 centimètres, et on la déroulera en l'introduisant progressivement dans la cavité utérine. — Après la cavité utérine, on comblera la cavité vaginale, avec la même bande ou avec une seconde.

Cette bande sera laissée douze à vingt-quatre heures en place.

On pourra seconder son action en administrant du seigle ergoté par la bouche ou en injections hypodermiques (ergotine ou ergotinine).

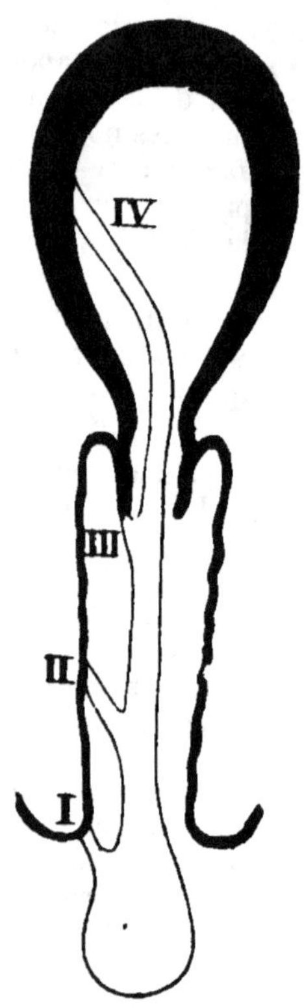

HÉMORRAGIE MOYENNE
de la délivrance.

L'hémorragie génitale, au lieu d'être abondante comme dans le cas 92, est de moyenne intensité; néanmoins le sang s'écoule en quantité suffisante pour constituer, si on n y porte remède, un danger pour la femme, soit au point de vue de sa santé, soit même de son existence.

En pareil cas, la délivrance étant opérée, il faut procéder simultanément au diagnostic étiologique et au traitement de l'hémorragie.

La source du sang peut être à la vulve, au vagin, au col, et enfin au corps de l'utérus.

I. Vulve. — On examinera attentivement la vulve en écartant les grandes et les petites lèvres, pour voir si une des fréquentes plaies qui siègent latéralement ou inférieurement n'a pas intéressé un vaisseau important, artère ou veine variqueuse, auquel cas on traiterait le point hémorragipare soit par le pincement, soit par l'application d'une ou plusieurs sutures.

II. Vagin. — Mêmes considérations que pour la vulve; chercher avec le speculum ou avec un simple écarteur la plaie hémorragipare, pincer le point qui saigne ou, si la conformation de la région n'y prête pas, appliquer une ou plusieurs sutures ; quand l'hémorragie a lieu en nappe, recourir au tamponnement à la gaze iodoformée, qu'il faudra faire précéder du tamponnement intra-utérin, afin d'éviter la rétention du sang dans l'utérus.

III. Col. — Le col est une source fréquente d'hémorragie par ses déchirures ; — si le corps est bien rétracté, si le vagin et la vulve ne sont pas la source de l'hémorragie, le sang vient du col ; — comme il est difficile d'aller suturer le col de suite après la délivrance, et aussi de rechercher les points hémorragipares pour les pincer, le procédé le plus sûr et le plus pratique d'hémostase consistera à faire le tamponnement utéro-vaginal à la gaze iodoformée.

IV. Corps. — En dehors des ruptures (voir cas 64 à 68), l'hémorragie du corps est due à l'inertie utérine, qu'on traitera — par les injections vaginales ou intra-utérines chaudes (50°) ou froides (10°), — par l'ergot de seigle, — par l'introduction de la main dans l'utérus, — et, comme dernière ressource, par le tamponnement utéro-vaginal à la gaze iodoformée (voir pour son exécution le cas 92 et mon *Traité d'accouchements*, 2° édition, page 621).

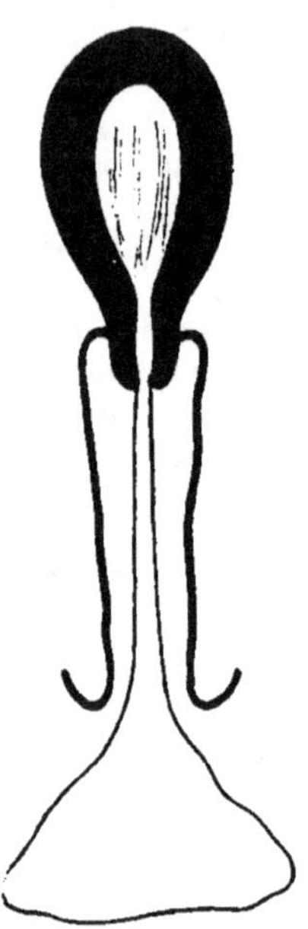

HÉMORRAGIE DU POSTPARTUM

On désigne, par hémorragies du *postpartum*, les écoule-
ments génitaux de sang, qui se font dans l'espace compris
de 12 heures jusqu'à 5 mois après l'accouchement.

Suivons ces hémorragies dans leur ordre chronologique.

1° L'hémorragie des premiers jours est due le plus ordinairement à l'inertie secondaire de l'utérus. — Au lieu de
l'écoulement minime qui caractérise l'état normal, on voit
le sang venir en abondance suffisante pour salir 5 à 10 ser-
viettes par 24 heures ; exceptionnellement l'hémorragie est

assez copieuse pour entraîner un péril immédiat. — Le meilleur traitement sera de combiner les injections vaginales chaudes (50°) aux injections sous-cutanées d'ergotinine ; si malgré ce traitement l'hémorrhagie ne s'arrêtait pas, il y aurait lieu de supposer la rétention d'un fragment placentaire, ou l'existence d'un polype intra-utérin, auquel cas il faudrait faire la dilatation du canal cervical à la laminaire, le curage et à la suite le tamponnement intra-utérin à la gaze iodoformée.

2° L'hémorragie, qui survient du 15° au 20° jour, a été désignée par Remy sous le nom de *petit retour de couches*, et ne serait autre que le premier retour de la menstruation.

A moins de surabondance de sang il n'y a en conséquence aucun traitement à lui opposer. — Toutefois si elle se prolonge outre mesure, on la traitera par les injections vaginales chaudes, l'ergotine par la bouche ou en injections sous-cutanées. — Le massage de l'utérus a pu en certains cas donner de bons résultats de même que les grands bains.

Si malgré ces divers moyens l'hémorragie persistait, on aurait recours à la dilatation à la laminaire, suivie soit d'une cautérisation intra-utérine à la créosote au 1/3, soit du curage.

3° L'hémorragie, qui survient au premier lever, est de faible importance et cesse d'elle-même.

4° Les hémorragies, qui se produisent vers la quatrième ou cinquième semaine, sont souvent dues à la reprise trop précoce des rapports sexuels ; elles céderont au repos et aux injections chaudes.

5° A un mois et demi a lieu, en général, le véritable retour de couches, qui constitue la première menstruation bien franche ; aucun traitement à appliquer, sinon prescrire un repos relatif pendant sa durée.

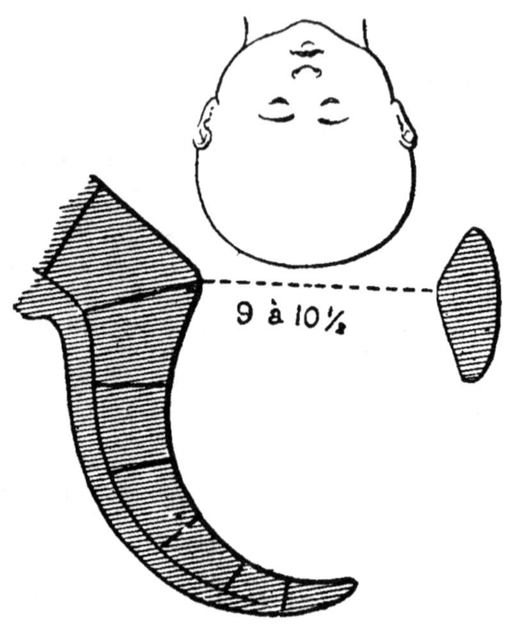

BASSIN VICIÉ RACHITIQUE

Diamètre promonto-pubien 9 à 10 cent. 1/2.

Le bassin est vicié par le rachitisme ; il y a rétrécissement dans le sens antéro-postérieur, le diamètre promonto-pubien *minimum* mesure de 9 à 10 cent. 1/2, au lieu de 10 cent. 1/2 qui constituent ses dimensions normales.

Le diagnostic de la pelviviciation se fait par la mensuration digitale du diamètre promonto-sous-pubien ; —il faut retrancher en moyenne 1 cent. 1/2 du diamètre promonto-sous-

pubien, pour avoir les dimensions du diamètre promonto-
pubien minimum ou *diamètre utile*.

Quelle conduite tenir avant la grossesse, pendant la grossesse, au moment de l'accouchement?

1° *Avant la grossesse*. — L'accouchement à terme étant
possible, la grossesse, et à plus forte raison le mariage, s
nous sommes consultés par une jeune fille, sont possibles;
prévenir seulement qu'il y aura peut-être des difficultés au
moment de l'accouchement.

2° *Pendant la grossesse*. — Il n'y a pas lieu de songer à
la provocation de l'accouchement en principe; cependant si,
dans le dernier mois de la grossesse, on s'apercevait par le
palper mensurateur que la tête déborde la symphyse pubienne, il ne faudrait pas hésiter à provoquer l'expulsion
quinze jours à trois semaines avant le terme normal, pour
éviter les difficultés que pourrait présenter l'extraction au
terme normal. — Pendant la grossesse, surveiller attentivement la présentation fœtale, afin que le sommet reste bien
au niveau de la filière pelvienne.

3° *Au moment de l'accouchement*. — N'intervenir par
l'extraction manuelle ou le forceps, suivant la présentation,
que si deux heures bien complètes, après la fin de la dilatation, la partie fœtale ne s'engage pas dans l'excavation
pelvienne. — Quand avec une présentation du sommet l'extraction au forceps est impossible, avoir recours à l'embryotomie céphalique si l'enfant est mort et à la symphyséotomie
s'il est vivant.

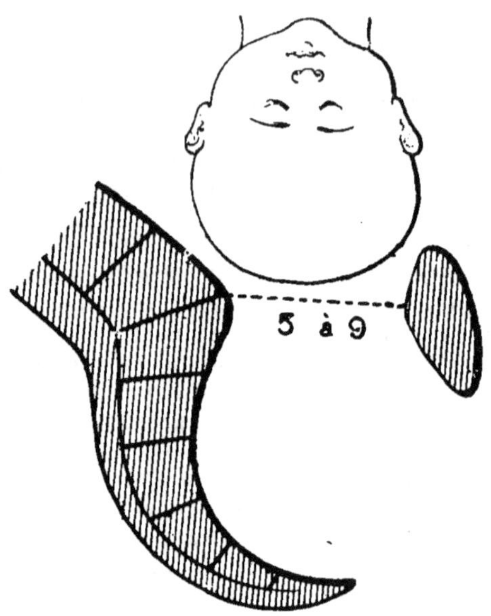

BASSIN VICIÉ RACHITIQUE

Diamètre promonto-pubien
de 5 à 9 centimètres.

Le bassin est vicié par le rachitisme ; il y a rétrécissement du diamètre promonto-pubien minimum qui, au lieu de 10 cent. 1/2 qui représentent ses dimensions normales, mesure de 5 à 9 centimètres.

Le diagnostic se fait par la mensuration digitale du diamètre promonto-sous-pubien et on obtient la dimension du diamètre promonto-pubien minimun, en retranchant 1 cent. 1/2.

Quelle conduite tenir avant la grossesse, pendant la grossesse, au moment de l'accouchement.

1° *Avant la grossesse.* — Avec un bassin mesurant de 7 à 9 centimètres l'accouchement à terme est ordinairement impossible, et on ne peut avoir un enfant vivant qu'avec l'accouchement prématuré de sept à neuf mois, ou avec la symphyséotomie à terme. — Avec un bassin de 5 à 7 centimètres il n'est que deux ressources, ou l'opération césarienne à terme ou l'embryotomie. — La femme qui viendra consulter, pour savoir si elle peut mener une grossesse à bien, devra être prévenue de ces difficultés, et connaître les dangers auxquels l'expose la conception. — Avec un bassin de 7 à 9 centimètres on pourra permettre le mariage, mais on devra le déconseiller avec un bassin de 5 à 7 centimètres.

2° *Pendant la grossesse.* — Si le bassin mesure de 7 à 9 centimètres, on a le choix entre l'accouchement prématuré, ou la symphyséotomie à terme; — d'une façon générale l'accouchement prématuré sera préférable.

Avec un bassin de 5 à 7 centimètres, il conviendra de proposer à la femme l'opération césarienne à terme, tout en lui exposant les dangers relatifs de l'opération. — Lorsque la femme ne veut pas se soumettre à cette opération, on tentera l'accouchement prématuré vers six mois et demi à sept mois, en le complétant par la symphyséotomie, si les dimensions du bassin ne permettent pas le passage de l'enfant.

3° *Au moment de l'accouchement.* — Avec un enfant mort on fera l'embryotomie céphalique. — Avec un enfant vivant, si le bassin mesure de 7 à 9 centimètres on aura recours à la symphyséotomie; si le bassin a de 5 à 7 centimètres on proposera à la femme l'opération césarienne seule susceptible de sauver son enfant, sinon on aura recours à l'embryotomie céphalique.

13

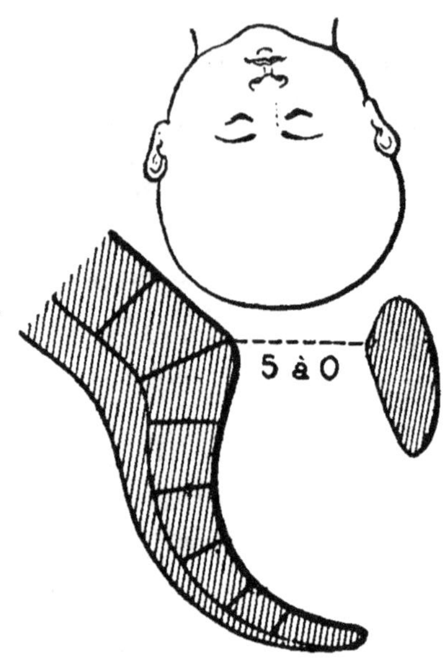

BASSIN VICIÉ RACHITIQUE

Diamètre promonto-pubien

au - dessous de 5 centimètres.

Le bassin vicié par le rachitisme est rétréci dans son diamètre antéro-postérieur ou promonto-pubien à un degré très prononcé, car le diamètre promonto-pubien minimum, qui normalement est de 10 cent. 1/2 mesure 5 centimètres ou moins de 5 centimètres.

Comme pour les autres bassins viciés par le rachitisme, l'appréciation du rétrécissement se fait par la mensuration du diamètre promonto-sous-pubien, en retranchant 1 cent. 1/2 des dimensions de ce diamètre, qui ici est facile à mesurer, à cause du degré très prononcé de la viciation.

Quelle conduite tenir avant la grossesse, pendant la grossesse, au moment de l'accouchement.

1° *Avant la grossesse.* — Déconseiller le mariage, déconseiller la grossesse, car la grossesse ne peut se terminer que par une opération césarienne.

2° *Pendant la grossesse.* — La femme est enceinte, il n'y a que deux alternatives : ou l'avortement provoqué pendant les premiers mois, ou l'opération césarienne à terme. — La situation devra être nettement exposée à la femme, l'avortement provoqué ne présentant que peu de dangers pour elle, mais sacrifiant son enfant, alors que l'opération césarienne est capable de sauver son enfant, mais est plus périlleuse pour elle. — La femme, nettement renseignée en présence de ses plus proches parents, choisira elle-même le mode de traitement qu'elle préfère.

3° *Au moment de l'accouchement.* — Si on est appelé auprès d'une femme en travail, à terme ou au voisinage du terme, dont le bassin présente un rétrécissement de 5 centimètres ou inférieur à 5 centimètres, on ne peut songer à l'embryotomie, car avec un rétrécissement aussi prononcé, elle offrirait des difficultés d'exécution qui la rendraient très dangereuse ; — on ne peut également songer à la symphyséotomie, qui ne donnerait pas une place suffisante pour le passage de l'enfant ; — aussi l'opération césarienne reste-t-elle la meilleure ressource que possède l'accoucheur pour délivrer la femme, et, avec les précautions antiseptiques et hémostatiques dont on l'entoure aujourd'hui, ses résultats sont bien plus favorables qu'autrefois.

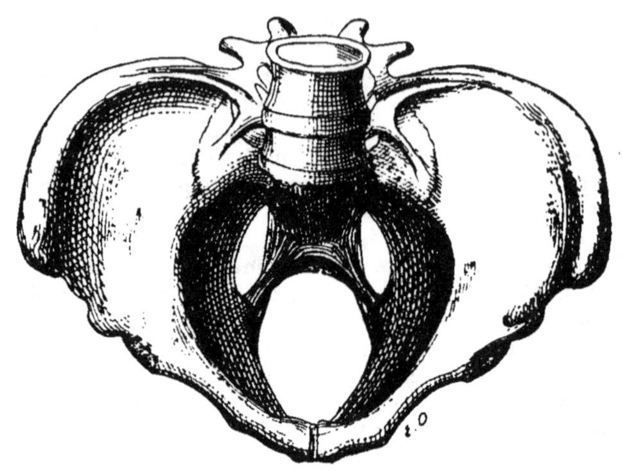

BASSIN CYPHOTIQUE

—

On désigne sous le nom de bassin cyphotique la pelvi-
viciation, qui survient à la suite de la déformation de la colonne vertébrale, appelée cyphose, et qui est caractérisée
comme on le sait par une gibbosité.

Pour que la cyphose déforme le bassin, il faut qu'elle siége
dans le tiers inférieur de la colonne vertébrale, et qu'elle se
produise à un âge relativement précoce, alors que le bassin
est encore en voie de formation.

Le bassin cyphotique est caractérisé par le basculement
de deux os iliaques et du sacrum, basculement excentrique
supérieurement et concentrique inférieurement, c'est-à-
dire que tandis que la crête iliaque et le promontoire
s'écartent par divergence, il y a rapprochement des deux
ischions et du coccyx, comme si on réunissait ces trois

saillies osseuses dans un lien élastique, qui tendit à les rap-
procher.

Aussi le bassin cyphotique présente-t-il un élargissement
du détroit supérieur et un rétrécissement des détroits moyen
et inférieur.

Dans le bassin cyphotique, ce qu'il importe avant tout de
mesurer, c'est l'écartement des épines sciatiques et des
ischions, et aussi le diamètre sous-sacro sous-pubien ;
malheureusement tandis que les mensurations du diamètre
promonto-pubien sont avec les doigts relativement faciles,
celles des diamètres bisciatique et biischiatique présentent
les plus grandes difficultés ; — on pourra toutefois les éva-
luer approximativement en introduisant sur l'épine sciatique
les pointes d'un pelvi-céphalomètre de Budin, ou pour la
tubérosité ischiatique en mesurant extérieurement la dis-
tance qui les sépare, évaluée en déduisant 1 bon centimètre
pour les parties molles. — Le diamètre sous-sacro sous-
pubien se mesure directement à l'aide du doigt introduit
dans le vagin.

Avec un bassin cyphotique, on laissera la grossesse arriver environ jusqu'au terme indiqué par le rétrécissement ;
si par exemple le diamètre biischiatique mesure 8 centimètres, on provoquera l'accouchement à 8 mois ; toutefois
avec la symphyséotomie, on pourra dans la majorité des
cas laisser la grossesse arriver à son terme normal, et, si
l'extraction est impossible, on pratiquera cette opération qui
permettra de terminer l'accouchement ; — en cas d'impossibilité on aurait l'embryotomie comme ultime ressource.

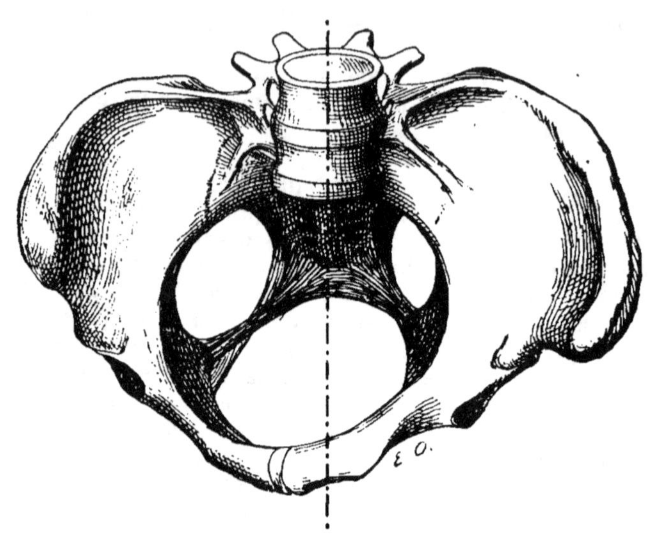

BASSIN ASYMÉTRIQUE

On entend par bassin asymétrique celui dont les deux
moitiés séparées par un plan antéro-postérieur et vertical
ne sont pas semblables, de telle sorte que le côté droit présente une configuration différente de celle du côté gauche.

Les bassins asymétriques appartiennent à plusieurs variétés de pelviviciations, qu'il me suffira de brièvement mentionner ici :

Le *bassin oblique ovalaire*, amené par l'altération d'une des
symphyses sacro-iliaques, et dans lequel il y a aplatissement du côté de l'articulation malade ;

Certaines formes de *bassin rachitique*, où le développement osseux a été inégal pour les deux côtés du bassin ;

Le *bassin scoliotique* où il y a aplatissement d'un des côtés du bassin.

Le *bassin coxalgique*, c'est-à-dire vicié par l'existence d'une coxalgie développée dans le jeune âge, et où il y a aplatissement d'un côté du pelvis ;

Le *bassin à luxation unilatérale du fémur* et aussi le *bassin vicié par des fractures* sont des bassins asymétriques.

Dans ces diverses formes de bassin, l'asymétrie, alors qu'elle est légère, est très difficile à apprécier, car si l'asymétrie est évidente, alors qu'on a sous les yeux tout l'ensemble d'un squelette pelvien, quand on est obligé de la reconnaître uniquement par l'exploration digitale et successive des deux moitiés du bassin, on comprend combien l'appréciation est difficile.

Toutefois quand un bassin est nettement asymétrique, il est rare que la pelviviciation soit assez accentuée pour empêcher l'accouchement à terme ; — seulement quand on fera l'extraction manuelle ou au forceps, il sera bon d'amener, autant que possible, l'occiput du fœtus dans la partie la plus large du bassin, car s'il vient en rapport avec le côté le plus étroit, les difficultés de l'extraction en seront augmentées. — Dans le cas où l'extraction est impossible, on pourra recourir à la symphyséotomie, alors qu'on suppose les articulations sacro-coccygiennes normales ; si elles étaient malades ou ankylosées, l'opération serait dangereuse ou inutile. — Enfin si l'accouchement est impossible on aura l'embryotomie ou l'opération césarienne comme dernière ressource.

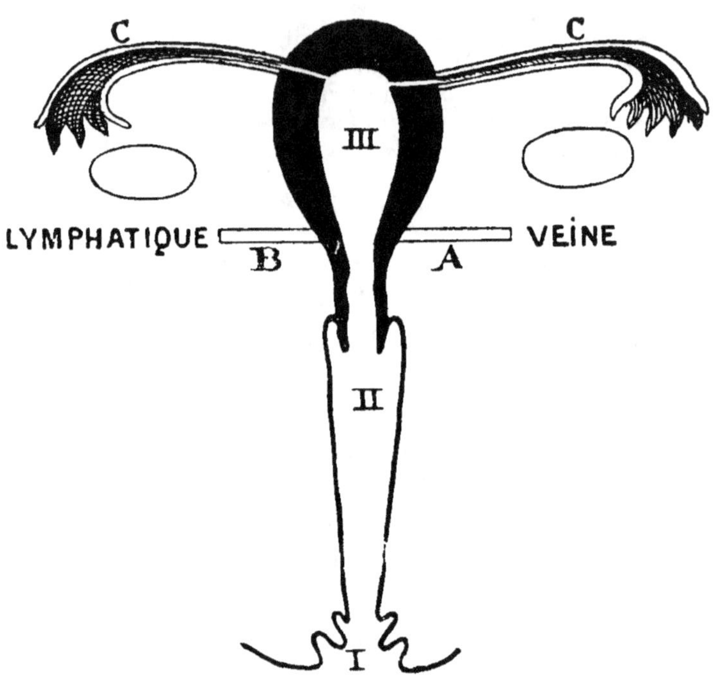

SEPTICÉMIE PUERPÉRALE

La septicémie puerpérale est produite par la pénétration dans l'économie de microbes spéciaux.

En dehors des cas exceptionnels où soit le sein soit une plaie cutanée constituent la porte d'entrée de l'agent infectieux, le point de départ est :

I. Tantôt la vulve ;
II. Tantôt le vagin ;
III. Tantôt l'utérus.

Les microbes, partis d'une de ces 3 régions, pénètrent dans l'organisme

      A, soit par les veines,
      B, soit par les lymphatiques,
      C, soit par les trompes.

Localement les microbes causent l'inflammation et souvent la suppuration ; — quand ils ont pénétré dans le torrent circulatoire, ils produisent des accidents fébriles plus ou moins graves, qui tantôt aboutissent à la guérison, tantôt à la mort par altération du sang.

La septicémie puerpérale sera en général empêchée par un traitement préventif, encore désigné sous le nom d'*antisepsie*, et quand elle est déclarée elle sera combattue par un traitement curatif.

1° Traitement préventif. — Antisepsie. — Désinfecter soigneusement tout le matériel, dont la parturiente doit faire usage.

Éviter le voisinage des maladies contagieuses.

Faire prendre pendant les derniers temps de la grossesse une injection vaginale, avec une solution de sublimé à 1/2000, tous les deux ou trois jours.

Laver soigneusement avec la même solution la vulve et le vagin pendant l'accouchement.

Ne pratiquer le toucher qu'avec des doigts soigneusement désinfectés par un savonnage minutieux et l'immersion dans une solution de sublimé à 1/1000.

Désinfecter par les moyens connus (flambage, eau bouillante, étuve) les instruments qui doivent être portés au contact de la parturiente : sonde vésicale, forceps, bistouri, ciseaux.

Après la délivrance et pendant le *postpartum*, injections quotidiennes avec une solution phéniquée à 1/100 ; deux à quatre fois par jour toilette de la vulve avec la même solution.

Saupoudrer de salol les plaies de la vulve.

Appliquer en permanence sur la vulve un tampon de coton hydrophile.

2° Traitement curatif. — Quand la septicémie est déclarée, le traitement qu'on lui opposera sera génital, abdominal et général.

Traitement génital. — Le système génital étant la porte d'entrée de l'agent infectieux, le traitement aura pour but la destruction de cet agent. — On pratiquera des lavages fréquents de la vulve et du vagin avec une solution de sublimé à 1/2000 ou phéniquée à 1/100; après chaque injection on appliquera dans le vagin un des suppositoires suivants :

Iodoforme	1
Glycérine	0.50
Beurre de cacao	q. s.

pour un suppositoire.

Si l'utérus semble atteint d'inflammation septique, on fera tous les jours, ou même deux fois par jour, une injection intra-utérine de plusieurs litres avec une solution de sublimé à 1/10000 ou d'acide phénique à 1/500, ou encore d'acide borique à 2/100. — Si l'utérus laisse échapper de nombreux débris septiques, il sera bon de ne pas se contenter d'injections, mais de procéder à un véritable curage pratiqué avec une curette irrigatrice, en ayant recours ou non à l'anesthésie générale suivant la tolérance de la femme.

Traitement abdominal. — Quand le péritoine est pris, on appliquera en permanence sur le bas-ventre un sac de glace, avec interposition d'une flanelle pliée en double. — A défaut de glace, applications de compresses froides fréquemment renouvelées et protégées par un taffetas gommé.

Traitement général. — Contre la fièvre, on ordonnera le sulfate de quinine, l'antipyrine, la digitale aux doses ordinaires.

Comme traitement tonique on aura recours à l'alcool à haute dose, au lait, au champagne, au jus de viande, et, s'il y a des phénomènes de dépression, aux injections sous-cutanées de caféine et d'éther.

TABLE ANALYTIQUE

TABLE ALPHABÉTIQUE

25 583 — Paris, imprimerie LAHURE, 9, rue de Fleurus.